刺激點施針速效治療

山元式新頭針

台灣山元式學會理監事——
高資承 理事長 領銜
魏子軒、黃薏瑋、陳玠維、陳玠廷 共同著作

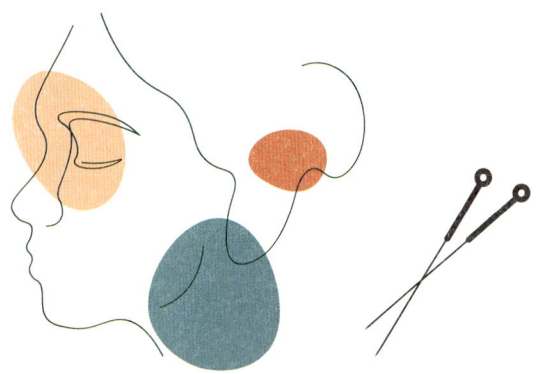

晨星出版

【理事長序】

自從 2015 年第一次前往宮崎縣學習山元式新頭針療法（YNSA）之後，至今也即將迎來第十週年。在這段時間，筆者除了每年前往日本學習與複習 YNSA 之外，也致力推廣 YNSA，撰寫與翻譯相關書籍，讓更多的醫師、中醫師、醫學生以及一般民眾，均能進一步了解這個療法。

隨著臨床經驗的增加，筆者成功治癒不少病患，累積了許多經驗。相較於日本大多數集中在治療腦神經疾患以及疼痛控制，台灣對於五官科疾患方面，有更深刻的體會與治療心得。因此，筆者自 2018 年起，每年均前往日本進行治療案例分享。即便在 COVID-19 期間，筆者也採用線上會議的形式進行發表，並未間斷。

有鑑於 YNSA 的創始者──山元敏勝醫師，時常發表自己的治療案例。身為山元老師的學生，筆者也想要效法其精神。於是，筆者積極參加國內外學術會議，發表 YNSA 的臨床研究以及相關的統計分析，讓這個療法可以推廣至海內外。

隨著發表的內容逐漸增加，筆者也萌生了出版「YNSA 案例集」的想法。然而，要寫出案例集並不容易，僅僅憑一個人的力量是不夠的。在詢問本會的理監事之後，大家都非常熱心與積極參與，集思廣益，收集各自的成功治療經驗，共同撰寫第一本由台灣出版的 YNSA 案例集。

《山元式新頭針：刺激點施針速效治療》是 YNSA 書籍系列的第四本，書籍內容屬於專業取向，適用對象為華人圈的醫師、中醫師與醫學生，特別是曾學習過 YNSA 的醫師，更能輕易了解與上手。相信各位醫師閱讀完這本書以後，對於臨床上的診療能更上一層樓。若對於 YNSA 課程有興趣，可進一步瀏覽學會官方網站（台灣山元式學會：https://ynsataiwan.tw/）。學會每年定期開課兩次，歡迎大家報名參加！

　　本書力求文字精簡、內容正確，雖已經過多次校稿與修正，但難免有所訛誤。若各位醫師對醫學內容或文字錯誤有所發現，請來信：YNSATAIWAN@hotmail.com 指正。

　　本書經過許多人的努力方能付梓。筆者在此感謝魏子軒醫師、黃冠瑋醫師、陳玠維醫師、陳玠廷醫師的嘔心瀝血之作，讓這本書更加豐富；感謝金花善秘書長，讓書籍修訂相關事務能夠順利進行；感謝晨星出版社對於 YNSA 的支持與推廣。最後，我要感謝在身邊的家人，一直以來的陪伴與支持。

高資承 醫師
台灣山元式學會理事長

【作者序】

對我來說，任何的治療都需要病患的身體予以回應。因此，治療方法就好像「語言」一樣，懂得語言越多，就有越多管道能與病患的身體溝通，將你希望產生的影響，傳達給對方的身體並且得到回應。治療就是在這一來一往的互動中，推動生理狀態、產生可見變化的過程。YNSA 就好比一種不難學、但不那麼熱門的語言，學了之後才體會到它使用範圍居然那麼的廣；又很像手機內建的計算機，偶然螢幕橫放後才看到它展開後的功能這麼多。

YNSA 在施針之前十分強調診斷。如果你仔細觀察這個過程，會發現其實它就是治療者與病患的身體之間，一來一往的問答。病患自己必須靜下心，全身貫注的「聆聽」身體，然後代替身體說出感覺，否則治療無法進行下去。

看到這裡，你大概也想得到，這個方法十分仰賴醫病雙方的合作。雖然 YSNA 的治療並不總是適用所有人，但是我認為比起主流的現代醫療方式，YSNA 更回歸醫療的初心——那就是人和人建立起一種連結，好讓療癒得以發生。

YNSA 的發明起源於山元敏勝醫師在治療病患的肢體疼痛時，意外發現了神經刺激點與緩解病灶疼痛的關聯。然而，當你在病患身上實際操作過，你會體會到它不完全是神經皮節分布或是中醫全息論，也不是中醫經

絡穴位分布（儘管刺激點常常和中醫的穴位重疊）。雖然目前我們還在透過實際案例來回推其中的規律和可能機轉，不過我從頸部診斷點與 Y 點對應的內科病症，以及十二腦神經點與經絡和五官病症的對應當中，得到了許多啟發。當你知道研發者山元醫師其實並沒有中醫經絡概念的時候，這些呼應就更顯得 YNSA 是遵循某種自然常理的發揮，樸實無華又珍貴。

相信各位醫師在學習與應用 YSNA 的旅途上，也能好好享受這些令人驚奇又悸動的感悟。

魏子軒 醫師
台灣山元式學會 常務理事

近幾年，由於頭針療法在台灣興起，傳統頭針療法逐漸變為中醫領域的必備專長。

　　YNSA風靡台灣，其成效與療效日益勃興。雖然YNSA的學習者眾多，但礙於臨床實際療效案例未能廣泛分享，因此學習者往往無法理解YNSA能為病患改善什麼。非常感恩理事長高資承醫師的提攜，有幸能參與顯效案例的編纂，希望能拋磚引玉讓各位讀者獲得各種治療方針及想法。

　　在《山元式新頭針：刺激點施針速效治療》中，提供幾個我個人在臨床上經過多次的治療試驗、均有得到滿意療效的案例，尤其是在治療肌肉急性扭挫傷的部位時，幾乎在針灸的當下，疼痛即明顯降低。若是再搭配鬆筋與理筋手法來緩解病灶處的結構性問題，相信都會得到很滿意的療效。

黃冠瑋 醫師
台灣山元式學會 監事

頭皮針是我們從事針灸醫療者的一片新大陸。以往，使用頭皮針大多是安神或者治療中風，一個是使用傳統的針灸穴位，如百會、四神聰等穴，以達到安神療效；一個是利用大腦神經的掌管區域，對應中風影響的身體部位，在頭皮概略位置下針。但是，在治療上總是覺得無法掌握完整療效。YNSA 算是跳脫舊有的思想，由山元老師實際在治療病患中，體驗並繪製出一張刺激點的藍圖。不同於各派頭皮針治療，頭皮上的刺激點包含身體對應部位之外，也有十二神經點、眼耳鼻口感覺點等，將「區域」濃縮成一個「點」，並且有獨立診斷的方式。有了以上種種刺激點，就可以精準下針，並有所掌握治療上的變化。

　　藉由明確的診斷，找尋刺激點，就有了立竿見影的療效。起初，山元老師也是治療痛症，之後各種疑難雜症，如腦神經、自律神經相關的症狀，皆可一一破解。

　　此案例集的多位醫療從事者，在接受 YNSA 完整受訓後可以做到改善疑難雜症，相信讀者也可以，並共同繼續發揚此治療方法，以幫助更多的病患。

陳玠維 醫師
台灣山元式學會 理事

目次 CONTENTS

【理事長序】...2

【作者序】..4

Part 1　山元式新頭針療法

第一章
山元式新頭針療法簡介..............................14

山元式新頭針療法研發者──山元敏勝醫師 14
山元式新頭針療法起源 14
山元式新頭針療法在台灣的發展 15
山元式新頭針療法與傳統中醫針灸比較 17

第二章
刺激點..20

基本點

YNSA 基本 A 點..20

YNSA 基本 B 點 22
YNSA 基本 C 點 24
YNSA 基本 D 點 +D1–D6 26
YNSA 基本 E 點 28
YNSA 基本 F 點 30
YNSA 基本 G 點 31
YNSA 基本 H 點 32

感覺點

眼點 33
鼻點 34
口點 35
耳點 36
耳鳴點 36

腦點與十二腦神經點

大腦點 38
小腦點 40
腦幹點 41
十二腦神經點 42
Y 點 44

第三章
診斷 46

合谷診斷 46
上臂診斷 47
頸部診斷 48

Part 2　山元式新頭針療法治療案例

第四章
骨科 50

椎間盤突出　高資承醫師 50
手指關節扭挫傷　黃冠瑋醫師 54
媽媽手　黃冠瑋醫師 58
頸臂症候群　陳玠維醫師 62

第五章
神經科 66

多發性硬化症　高資承醫師 66
帕金森氏症　高資承醫師 71
格林─巴利症候群　高資承醫師 75
中風後遺症　高資承醫師 79
原發性顫抖症　高資承醫師 83
三叉神經痛　高資承醫師 87
顏面神經麻痺　高資承醫師 91
偏頭痛　高資承醫師 95
肢體抽動症　魏子軒醫師 100
不寧腿症候群　魏子軒醫師 105
中風後遺症／肩手症候群　陳玠廷醫師 110

第六章
耳鼻喉科 115

- 突發性耳聾　高資承醫師 115
- 突發性耳聾的耳悶塞後遺症　魏子軒醫師 119
- 前庭神經炎　高資承醫師 124
- 梅尼爾氏症　高資承醫師 128
- 耳鳴　高資承醫師 132
- 傳導性嗅覺異常　高資承醫師 136
- 神經性嗅覺異常　高資承醫師 140
- 腦部外傷導致嗅覺異常　高資承醫師 143
- 味覺異常　高資承醫師 146

第七章
精神科 149

- 強迫症　魏子軒醫師 149
- 快速動眼睡眠行為障礙　高資承醫師 153
- 焦慮症　高資承醫師 157

參考文獻 160

附錄　山元式新頭針療法相關論文

一、運用山元式新頭針療法治療突發性耳聾之回溯性研究
　　高資承醫師 168
二、運用山元式新頭針療法治療新冠肺炎疫苗後遺症之病例報告
　　高資承醫師 188
三、運用山元式新頭針療法治療頭部創傷後嗅覺異常之病歷系列
　　報告　高資承醫師 198
四、運用山元式新頭針療法治療格林—巴利症候群之病歷系列報
　　告　高資承醫師 210
五、The role of Yamamoto New Scalp Acupuncture as an independent treatment of sudden sensorineural hearing loss: A Case Report Dr. TzuChen Kao 220
六、足底点による足底筋膜炎での効果―有効であった1症例
　　高資承医師（摘要） 225

PART 1
山元式新頭針療法

第一章
山元式新頭針療法簡介

山元式新頭針療法研發者
──山元敏勝醫師

　　山元敏勝醫師（Dr. Toshikatsu Yamamoto，やまもと　としかつ），1929年出生於日本宮崎縣日南市的農家，高中畢業後就讀東京的日本醫科大學，畢業後分別曾在神奈川縣座間市的美國陸軍醫院以及美國紐澤西州州立醫院，擔任不分科住院醫師。之後，山元敏勝醫師前往紐約哥倫比亞大學聖路加醫院主攻麻醉科；取得麻醉科醫師資格之後，前往德國科隆大學專攻婦產科。

　　1966年，山元敏勝醫師回到了日本，並在故鄉開設了山元診所。

　　1973年，他首次發表山元式新頭針療法。

　　1998年，在宮崎縣宮崎市設立了山元復健科診所。

　　直到2019年以前，山元敏勝醫師持續使用山元式新頭針療法治療病患，以及開課指導海內外學生。

山元式新頭針療法起源

　　山元敏勝醫師為麻醉科及婦產科醫師，在故鄉開業之後，專精於運用神經阻斷術治療病患。在一次偶然機會之下，山元敏勝醫師開始學習東洋醫學，並且運用傳統針灸來治療病患。

某一天，有一位半身不遂的病患到院就診，山元敏勝醫師決定採用傳統中醫針灸替病患治療。正當他在尋找穴位時，無意間觸摸到前額的某一個點時，病患的左上臂突然有輕微的感覺。接著，山元敏勝醫師按壓頭皮上的穴位，可是病患卻一點反應都沒有。於是，山元敏勝醫師發現，似乎有一個刺激點，不同於傳統中醫針灸的穴位。

藉由病患的協助，山元敏勝醫師建立了頭部刺激點的假說，也在治療病患的同時，發現了更多的刺激點。接著，他將刺激點的位置與效果分類之後，推演出一個新的治療方法，也就是「山元式新頭針療法」（Yamamoto New Scalp Acupuncture, YNSA）。

1973 年，山元敏勝醫師在大阪所舉辦的第二十五回日本良導絡自律神經醫學會（Ryodoraku Congress）上，首次發表了 YNSA。為了與傳統中醫針灸的頭皮針療法區分，山元敏勝醫師加上自己的姓氏，來命名此種新的頭針療法。

山元式新頭針療法在台灣的發展

雖然山元式新頭針療法在世界各地已流行數十年，然而東亞地區對於這個治療方法所知甚少。2015 年，一位日本針灸師前來台灣參與台北國際中醫藥學術論壇（簡稱國醫節），介紹了山元式新頭針療法。同年十月，台灣的高資承醫師赴日參與研修。自此之後起，台灣中醫界開始對此療法有了初步的認識。

雖然山元敏勝醫師採用英文授課，但在課程中與門診跟診

的時段，與病患則以日文溝通，對學員來說，語言的障礙使得理解難度較高。高資承醫師為了能充分掌握此療法，每年均前往日本研修學習。直到 2017 年，台灣才舉辦了第一次 YNSA 的讀書會，由高資承醫師負責指導並與台灣的醫師、中醫師、牙醫師以及醫學生，分享 YNSA 的經驗。

2019 年，高醫師受邀拜訪山元敏勝醫師的辦公室。在面談中，山元敏勝醫師表示，希望 YNSA 可以在世界各地發展茁壯，因此他想要請託高醫師在台灣設立 YNSA 分部。回到台灣之後，高醫師立即著手辦理社團法人籌備項目並申請商標。

2020 年 2 月 2 日，內政部正式核可申請，以「台灣山元式學會」的名稱成立台灣分會，由高資承醫師擔任第一任理事長。YNSA 讀書會升等為課程，轉由學會來舉辦。

2021 年，日本 YNSA 學會在台灣申請兩個商標，分別為「YNSA」、「山元式新頭針療法」，商標僅供修畢台灣山元式學會課程的醫師使用。

近年來，台灣山元式學會積極參與海內外演說、病例報告、醫院培訓課程，以及舉辦面向一般民眾的演講。

- **國際會議**：曾參與台北國際中醫藥學術論壇、國際東洋醫學會、日本中醫藥學會、日本愛媛縣針灸師會，以及日本 YNSA 全國大會。
- **海外交流**：與日本、美國加州、加拿大、立陶宛、土耳其、以色列等國家均有線上與線下交流。
- **培訓課程**：曾與中國醫藥大學附設醫院、彰化基督教醫院、安南醫院、桃園長庚醫院、大台南中醫師公會、義

- **學術研究**：發表了有關突發性耳聾、嗅覺異常、急性多發性神經炎等演說與學術論文。
- **書籍出版**：為了讓醫療從業人員對 YNSA 有更多了解，高資承醫師翻譯並出版了《山元式頭針除痛療法》、《山元式新頭針療法教科書》（晨星出版）兩本書籍，同時更集結了多年臨床案例，出版適合一般民眾閱讀的衛教書籍——《山元式新頭針—刺激點按壓保健法》（晨星出版）。
- **臨床醫療**：台灣對於神經科與耳鼻喉科有獨到的見解與療效，舉凡突發性耳聾、嗅覺異常、格林—巴利症候群、足底筋膜炎、新冠肺炎疫苗後遺症、失語症、耳部疾患等，均為日本相對少見的治療案例。

YNSA 在台灣仍持續發展中，同時隨著學習及投入的醫療從業人員增加，相信一定能夠治療多樣化的疾病，造福更多病患。

山元式新頭針療法與傳統中醫針灸的比較

YNSA 的治療方式與傳統中醫針灸並不相同。傳統中醫針灸採用經絡穴位的治療方式，藉由刺激穴位達到治療效果；YNSA 則是透過診斷而找到病患的「somatotope」，也就是以「體感刺激點」來治療病患。

YNSA 以髮際線為標記，採用中醫的「神庭」穴為基礎，把

神庭當作頭部，額角當作上臂，這就是 YNSA 基本點的由來。接著，再依照英文字母順序，命名新發現的刺激點，並根據運動器官、內臟、感覺器官、腦部來分類。

　　YNSA 特別突出的優點，可分為以下四點來說明：

一、**疼痛感較輕微**：YNSA 是針對刺激點下針，並非中醫的穴位，相對於傳統中醫針灸而言，痠麻脹痛感比較少，很適合女性、兒童，以及怕針的病患。

二、**療效迅速見效**：YNSA 有一個很重要的特色，就是下針位置正確的話，效果可以立刻呈現，病患在接受針灸結束當下，症狀往往會馬上改善。傳統中醫針灸較常有痠麻脹痛感，通常要等到取完針以後，才能明顯的感受到療效。

三、**疼痛控制與神經疾患療效顯著**：根據山元敏勝醫師以及世界各地的眾多醫師，不斷嘗試與累積的經驗後發現，YNSA 對於疼痛控制效果非常好，特別是急性期外傷的止痛。對於長年累積的慢性疼痛，療效也很不錯。除此之外，YNSA 對於神經疾患有獨特的療效，舉凡中風後遺症、帕金森氏症、阿茲海默症、顏面神經麻痺、小兒麻痺等，均有顯著的效果。

四、**治療成本較低**：相較於傳統中醫針灸，YNSA 使用的針灸針數較少，可以降低醫療成本。

　　相較於 YNSA，傳統針灸能夠治療的項目較多元，特別是以

下這三類疾病：

一、**內科疾病**：傳統中醫針灸治療內科疾病的效果相當不錯，如腹瀉、腹痛、噁心嘔吐、咳嗽、流鼻涕、睡眠障礙、頻尿、胸悶、心悸等，均可治療。

二、**婦科疾病**：傳統中醫針灸對於月經疼痛，調整月經週期等，療效較為顯著。

三、**疼痛控制**：雖然 YNSA 對於急性期與長年累積的慢性疼痛的療效顯著，但傳統中醫針灸對於亞急性期與一般慢性疼痛的治療效果，較 YNSA 來的好一些，如腰痛、肩頸痠痛、腳踝扭傷等。與 YNSA 的刺激點相比，由於傳統中醫針灸會在患部附近的穴位下針，促進組織修復與血液循環的效果，相對來說比較明顯。

第二章
刺激點

基本點　山元敏勝醫師在研究 YNSA 的時候,將最先發現的刺激點區,命名為「基本點」,並以英文來命名。基本點當中,有八個常用的刺激點,依序為 A 點、B 點、C 點、D 點、E 點、F 點、G 點以及 H 點。

基本點沿著前額的髮際線分布。無髮際線的,則以最上方的抬頭紋為基準,往上數 1 公分,就可以當作基準線。為了方便讀者自行找到刺激點,我們以橫軸與縱軸來定位,有助於找到正確的位置。

YNSA 基本 A 點

■ 位置

橫軸:將頭部從正中間劃一條線,再從正中線往左右各數 1 公分,左右對稱。

縱軸:以髮際線為基準點,往上下各數 1 公分,也就是往頭髮內、往額頭各數 1 公分。這條長 2 公分的線,就是基本 A 點。

把基本 A 點分成 A1 到 A7 共七個點,A1 位在最上方,從 A1 往下數到 A7。

■ 與身體的對應

A1 到 A7 對應到頸椎 C1 到 C7。

■ 基本 A 點的適應症

1. 頭痛、偏頭痛
2. 頭暈
3. 肩頸痠痛
4. 落枕
5. 頸部扭傷、挫傷

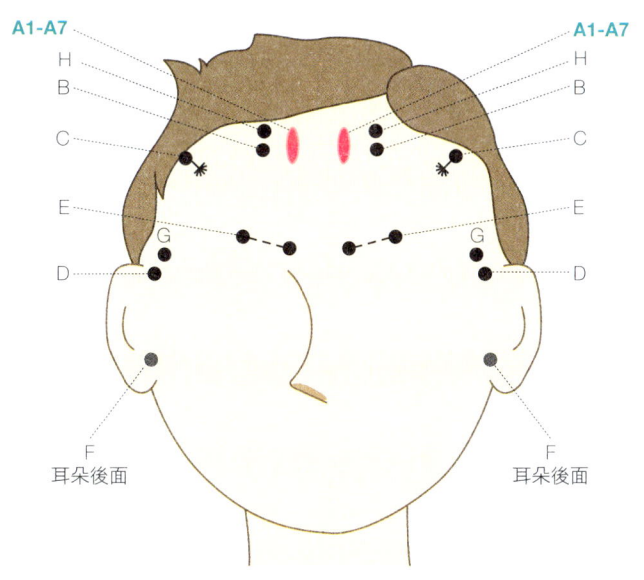

▲ A1-A7 對應到頸椎的 C1-C7。

YNSA 基本 B 點

■ 位置

橫軸：從 A 點往左右各數 1 公分，左右對稱。
縱軸：B 點位在髮際線上。

■ 與身體的對應

B 點只有一個點，對應到肩胛骨，相對來說比較好找。

■ 基本 B 點的適應症

1. 落枕
2. 肩頸痠痛
3. 肩膀扭傷
4. 五十肩等肩膀相關疾病

第二章 刺激點

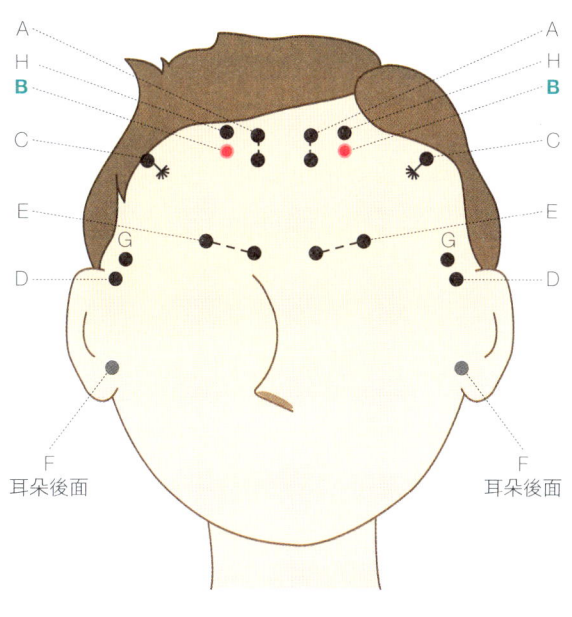

▲ B 點對應到肩胛骨。

YNSA 基本 C 點

■ 位置

橫軸：C 點位在額角上，也就是額頭上、髮際線轉角的位置（靠近「頭維」穴）。

縱軸：以額角為基準，劃一條與水平面呈 45 度的線（文中所提到的，都是與水平線的夾角）。接著，從額角往上下各數 1 公分，也就是往頭髮內、往額頭各數 1 公分，方法同 A 點。這條長 2 公分的線，就是 C 點。

把 C 點分成數個點，最上方的點為肩關節。接著，想像一下頭髮內的那一條線，把它當作上臂，額角那一點則是手肘，額頭上的那一條線則為前臂，線的尾端則是手腕。最後，想像有五根手指，從線的尾端放射出來。

■ 與身體的對應

C 點對應到上肢。

第二章　刺激點

■ 基本 C 點的適應症

1. 肩膀痠痛、扭傷、挫傷
2. 手臂疼痛、扭傷、挫傷
3. 手肘扭傷、拉傷
4. 媽媽手、手腕關節疼痛、扭傷、挫傷
5. 手指疼痛、拉傷、挫傷
6. 扳機指
7. 其他上肢疼痛與不適

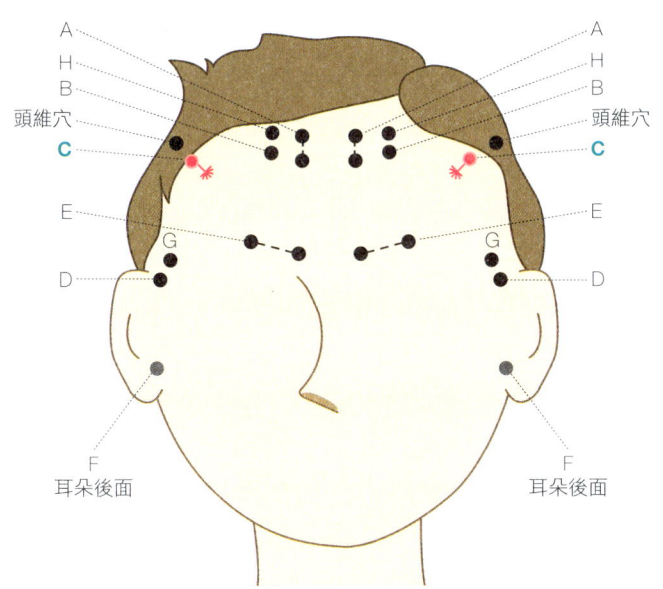

▲ C 點對應到肩關節→上臂→手肘→前臂→手腕→五根手指。

YNSA 基本 D 點 + D1–D6

■ 位置

橫軸：以耳朵與皮膚連接處的那一條線為基準線，往顏面方向數 2 公分。

縱軸：從顴骨弓表面最高點的位置，再往上數 1 公分。

■ D1-D6 點位置

以耳朵與皮膚連接處頂端為基準線，往下數到顴骨弓上方邊緣為止

■ 與身體的對應

D 點與 D1–D6 點對應到腰部與下肢。

第二章　刺激點

■ 基本 D 點的適應症

1. 腰痛
2. 腰扭傷、拉傷、閃到腰
3. 下肢疼痛
4. 椎間盤突出
5. 膝蓋疼痛
6. 坐骨神經痛
7. 其他下肢疼痛與不適

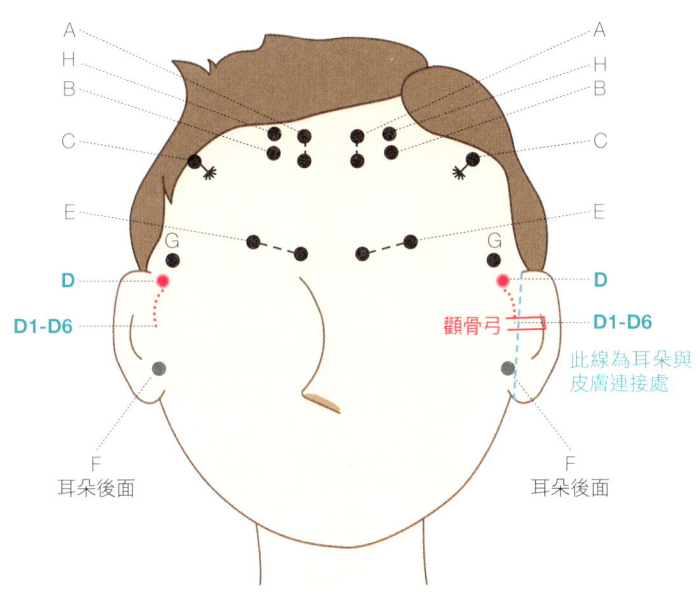

▲ D 點與 D1-D6 點對應到腰部與下肢。

YNSA 基本 E 點

■ 位置

橫軸： E 點的起點在眉毛中點上。

縱軸： 從眉毛中點往上數 1 公分，以 45 度角，往鼻根劃一條斜線，然後延伸到眉頭。

把 E 點分成 E1-E12，共 12 個刺激點，E1 位在最上方，從 E1 往眉頭數到 E12。

■ 與身體的對應

E1 到 E12 對應到胸椎骨 T1 到 T12，以及胸腔的部分。

第二章　刺激點

■ 基本 E 點的適應症

1. 肋骨挫傷
2. 胸部挫傷
3. 胸悶、胸痛
4. 心悸
5. 氣喘
6. 帶狀疱疹後遺症
7. 其他胸腔疼痛與不適

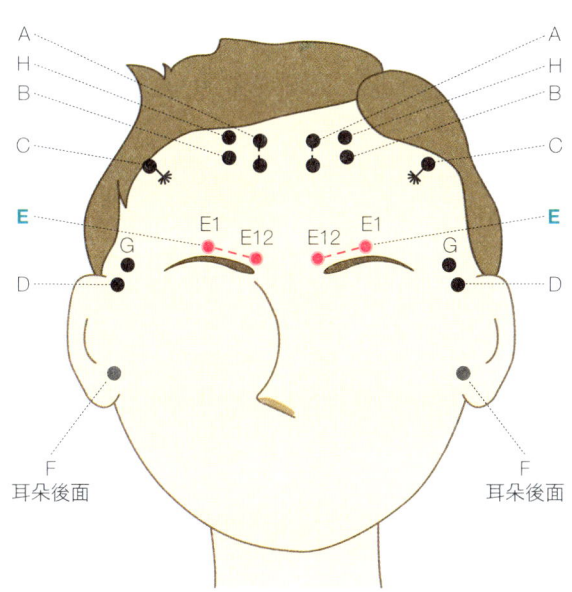

▲ E1-E12 點對應到胸椎 T1-T12，以及胸腔。

YNSA 基本 F 點

■ 位置

耳朵的後下方有一塊倒三角形的骨頭，叫做乳突。F 點在乳突的表面最高點上。

■ 與身體的對應

F 點對應到髖骨，功效與 D 點很類似。

■ 基本 F 點的適應症

1. 腰痛
2. 髖關節疼痛
3. 坐骨神經痛
4. 椎間盤突出造成的下肢疼痛、痠麻感

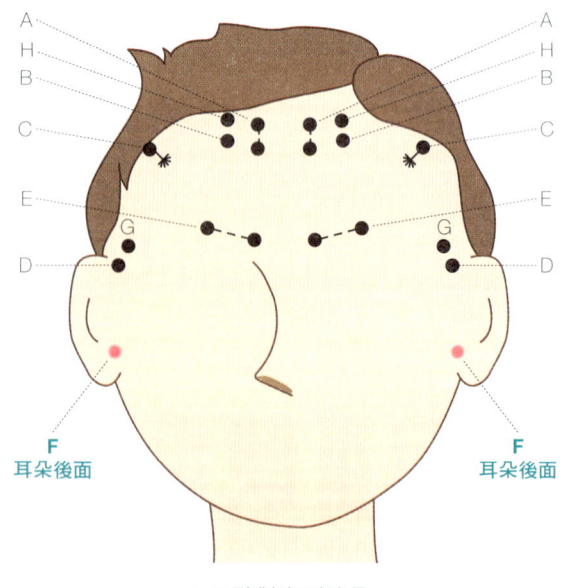

▲ F 點對應到髖骨。

YNSA 基本 G 點

■ 位置

橫軸：G 點以耳朵與皮膚連接處的那一條線為基準線，往臉部方向數 2 公分，與 D 點同寬。

縱軸：G 點位在 D 點上方 0.5～1 公分。

■ 與身體的對應　G 點對應到膝關節。

■ 基本 G 點的適應症

1. 膝關節疼痛
2. 膝蓋扭傷、挫傷
3. 十字韌帶扭傷
4. 緩解退化性關節炎造成的疼痛

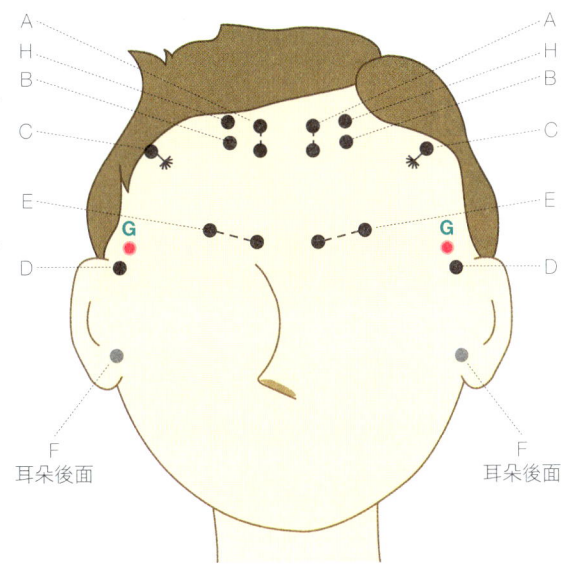

▲ G 點對應到膝關節。

YNSA 基本 H 點

■ 位置

H 點在 B 點上方 1 公分。

■ 與身體的對應

無,屬於輔助點。

■ 基本 H 點的適應症

1 腰部疼痛　　**2** 下肢疼痛

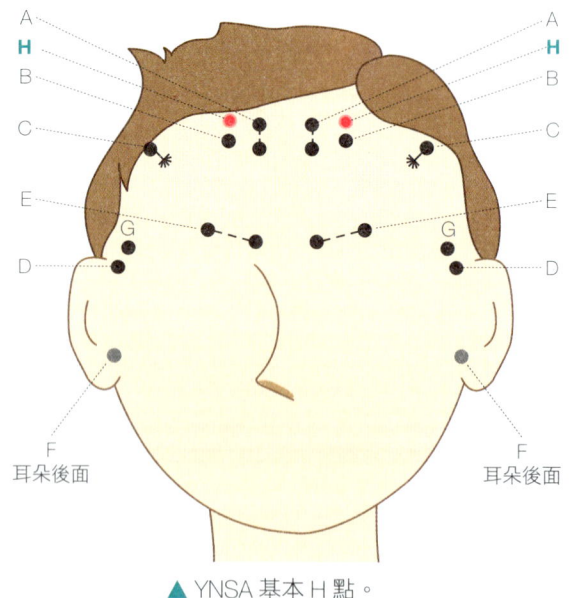

▲ YNSA 基本 H 點。

> **感覺點**
>
> YNSA 感覺點總共有四大類：**眼點**、**鼻點**、**口點**、**耳點** + **耳鳴點**。顧名思義，這些點對應到我們的五官，可以治療眼、耳、鼻、口的症狀。

眼點

■ 位置

橫軸：將頭部從正中間劃一條線，再從正中線往左右各數 1 公分，左右對稱。眼點的寬度，跟基本 A 點一樣。

縱軸：以髮際線為基準點，往下數 2 公分，也就是 A7 點的正下方 1 公分。

■ 眼點的適應症

1. 視力障礙
2. 眼睛乾澀
3. 眼睛疲倦

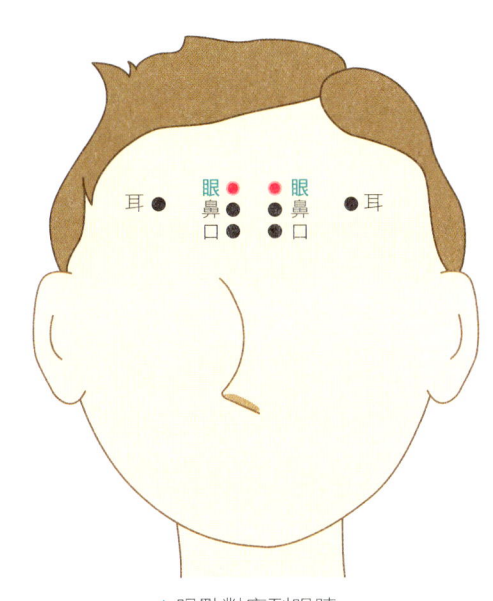

▲眼點對應到眼睛。

鼻點

■ 位置

橫軸：將頭部從正中間劃一條線，再從正中線往左右各數 1 公分，左右對稱。鼻點的寬度，也跟 A 點一樣。

縱軸：以髮際線為基準點，往下數 3 公分，也就是眼點的正下方 1 公分。

■ 鼻點的適應症

1. 鼻塞
2. 鼻子乾癢
3. 流鼻涕
4. 過敏性鼻炎
5. 感冒引起的鼻部疼痛感
6. 其他鼻腔疾患

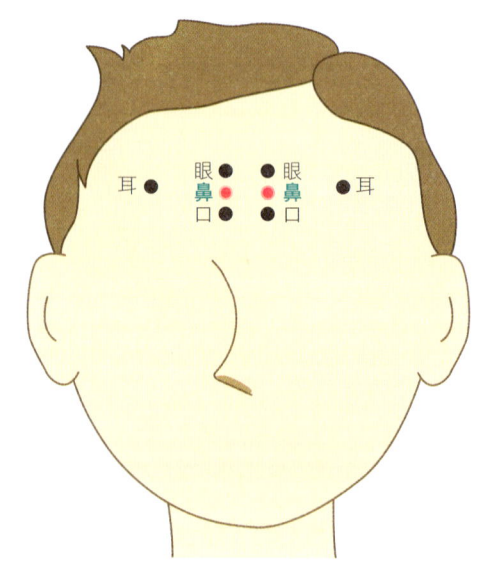

▲鼻點對應到鼻子。

口點

■ 位置

橫軸：將頭部從正中間劃一條線，再從正中線往左右各數 1 公分，左右對稱。口點的寬度與 A 點相同。

縱軸：以髮際線為基準點，往下數 4 公分，也就是鼻點的正下方 1 公分。

■ 口點的適應症

1 口腔疼痛　2 牙齒疼痛　3 舌部疼痛　4 喉嚨痛、乾癢
5 感冒引起的喉嚨不適感
6 唇口乾燥

原則上，眼、鼻、口三點相距各 1 公分，但每個人額頭的寬度並不相同，額頭或髮際線比較高的人，這三個點看起來就很擠。

可以先找眼點，眼點在 A7 點下 1 公分。口點在眉棱骨上端，把眼點跟口點連一條線，鼻點就在連線的中點上。

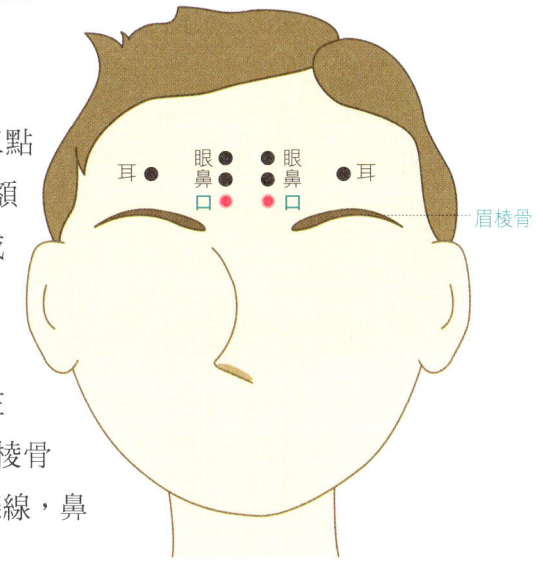

▲口點對應到嘴巴、咽喉。

耳點

■ 位置

先找額角,也就是基本 C 點的位置。接著想像一下,有一條線從 C 點連到鼻根,也就是鼻樑最上方、眉毛中間的位置。接著再從 C 點末端,往斜下方找 1.5 公分,這裡就是耳點。

耳鳴點

■ 位置

耳鳴點分成四個點。耳鳴 1 位在耳朵後方,耳鳴 4 即為耳點。以耳廓為中心,將耳鳴 1 與耳鳴 4 連成一條曲線,耳鳴 2 位在屏間切跡與耳尖連線的直線與曲線的交點。在屏間切跡垂直向上劃一條線,直線與曲線的交點即是耳鳴 3。

■ 耳點與耳鳴點的適應症

1. 耳部疼痛
2. 突發性耳聾、聽力減退
3. 耳鳴、耳朵悶塞感
4. 梅尼爾氏症
5. 前庭神經炎

第二章　刺激點

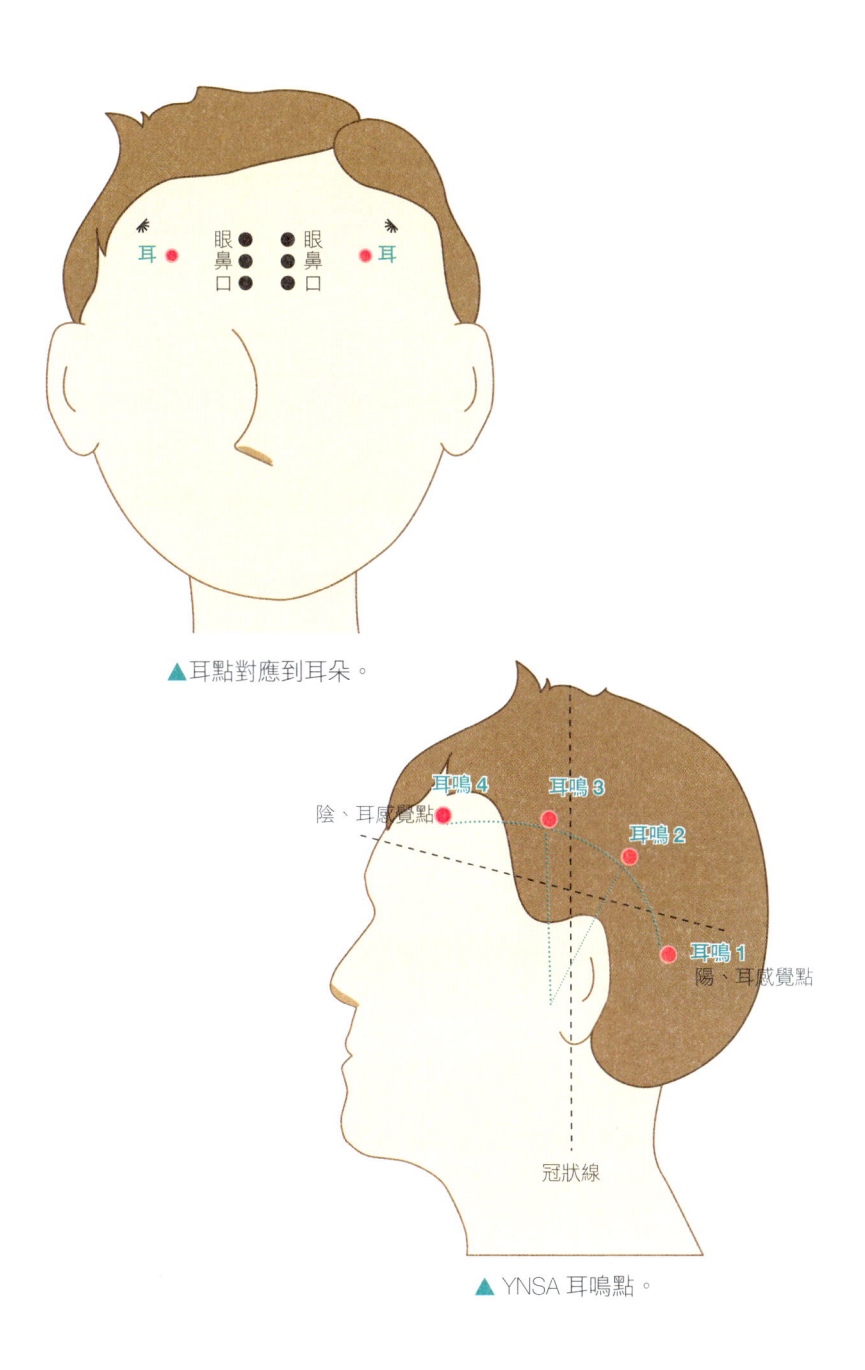

耳　眼鼻口　眼鼻口　耳

▲耳點對應到耳朵。

耳鳴4　耳鳴3
陰、耳感覺點
耳鳴2
耳鳴1
陽、耳感覺點

冠狀線

▲ YNSA 耳鳴點。

37

腦點與十二腦神經點

腦點與 YNSA 的基本 A 點相關，大小約 3 公分的範圍。腦點可以分成**大腦點**、**腦幹點**與**小腦點**。十二腦神經點代表分別是嗅神經、視神經、動眼神經、滑車神經、三叉神經、外旋神經、顏面神經、前庭耳蝸神經、舌咽神經、迷走神經、副神經、舌下神經。

大腦點

■ 位置

橫軸：將頭部從正中間劃一條線，再從正中線往左右各數 1 公分，左右對稱。大腦點的寬度跟基本 A 點一樣。

縱軸：以髮際線為基準點，往髮線上數 1.5 公分，這個範圍就是大腦點。

◾ 大腦點的適應症

1. 各種運動神經疾患，如扭傷、拉傷、肢體疼痛
2. 中風後遺症
3. 帕金森氏症
4. 睡眠障礙
5. 頭痛、偏頭痛
6. 急性多發性神經炎
7. 其他中樞與周邊神經引起的疾患

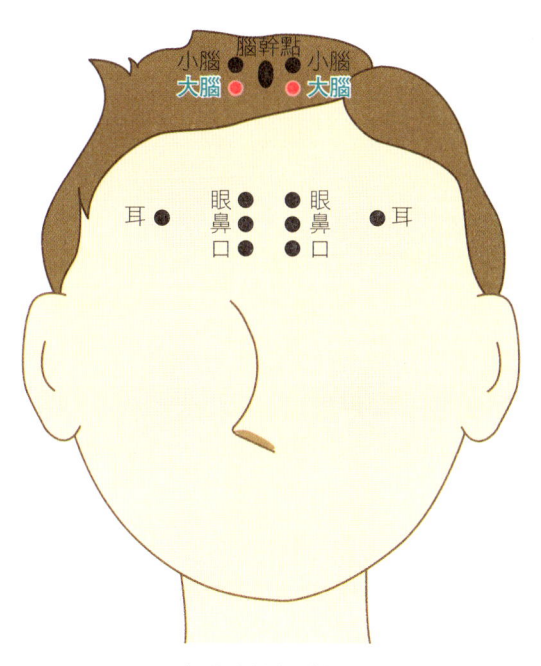

▲大腦點對應到大腦。

小腦點

■ 位置

橫軸：將頭部從正中間劃一條線,再從正中線往左右各數 1 公分,左右對稱。小腦點的寬度跟基本 A 點一樣。

縱軸：以髮際線為基準點,往髮線上數 1.5 ～ 2.5 公分的範圍,就是小腦點。換個角度來看,小腦點就緊鄰在大腦點的上方,範圍約 1 公分。

■ 小腦點的適應症

1. 頭暈
2. 梅尼爾氏症
3. 前庭神經炎
4. 平衡感不佳等與平衡相關的疾病

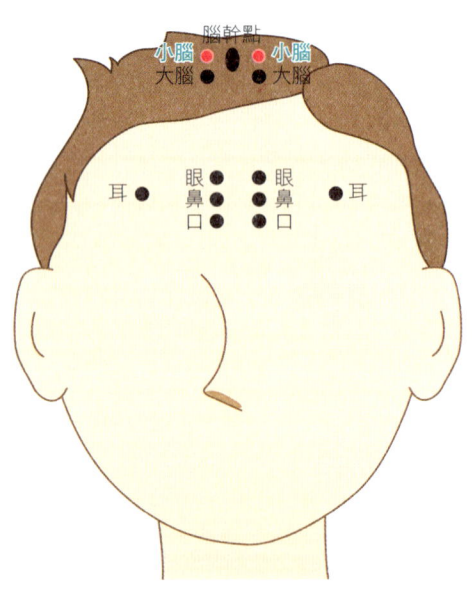

▲小腦點對應到小腦。

第二章　刺激點

腦幹點

■ 位置

腦幹點位於正中間上,高度介於大腦點與小腦點之間。

■ 腦幹點的適應症

1. 中樞神經疾患
2. 與腦幹(呼吸、循環等生命中樞)相關的疾病

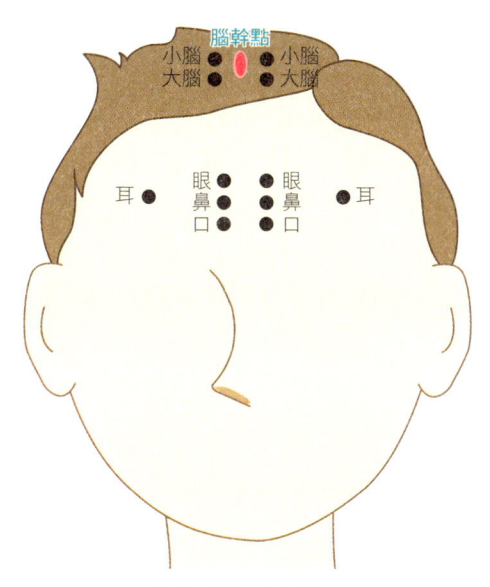

▲腦幹點對應到腦幹。

41

十二腦神經點

■ 位置

　　十二腦神經點對應到十二對腦神經，自髮際線向上數 6 公分，與基本 A 點同寬。

　　位於髮際線上的點為嗅覺神經點，向顱後側從視神經依序數到舌下神經點。

■ 十二腦神經點的適應症

　　十二對腦神經所對應的相關疾病，如嗅覺異常、眼睛疲勞、顏面神經麻痺等。

第二章　刺激點

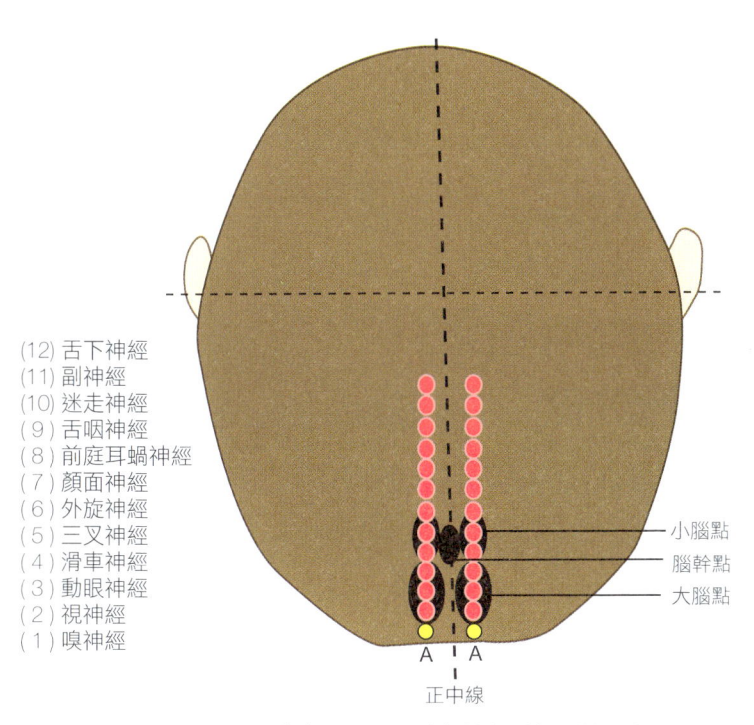

(12) 舌下神經
(11) 副神經
(10) 迷走神經
(9) 舌咽神經
(8) 前庭耳蝸神經
(7) 顏面神經
(6) 外旋神經
(5) 三叉神經
(4) 滑車神經
(3) 動眼神經
(2) 視神經
(1) 嗅神經

小腦點
腦幹點
大腦點

A　A
正中線

▲圖中十二個粉紅點處對應到十二對腦神經。

Y 點

■ 位置

　　Y 點位於顳側（顳：指的是顳骨，也就是側頭部）的皮膚上，緊鄰耳朵，對應到十二個臟腑以及其臟腑對應的經絡。Y 點需要搭配頸部診斷，才能有效使用。例如，在頸部診斷中，按壓到膀胱的診斷點後，在 Y 點當中的膀胱點上施針。

　　Y 點分別有肺、心包、心、小腸、胃、肝、三焦、脾、膽、腎、大腸、膀胱。

■ Y 點的適應症

　　Y 點可以治療十二臟腑對應到的實質疾病，以及經絡循行的部位，如：

1. 胃腸脹氣
2. 頻尿
3. 胸悶、心悸
4. 經絡循行部位的局部疼痛

　　除了上述之外，山元敏勝醫師亦發現許多刺激點，欲知詳細內容，請參閱《山元式新頭針療法—真人圖解刺激點施針教科書》。

第二章 刺激點

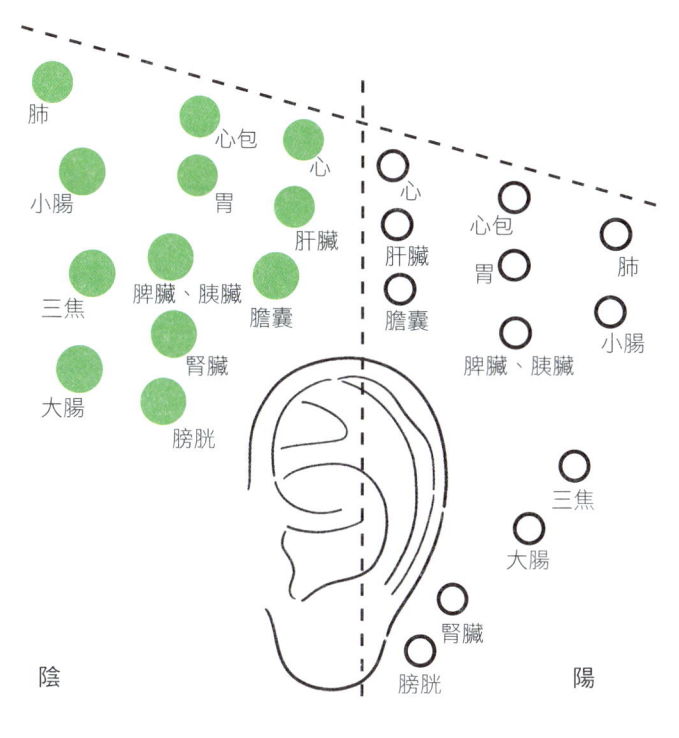

肺　心包　心
小腸　胃　　　　心　　心包
　　　　　肝臟　肝臟　胃　　肺
三焦　脾臟、胰臟　　　　　　小腸
　　　　　　膽囊　膽囊　脾臟、胰臟
大腸　腎臟
　　膀胱
　　　　　　　　　　　三焦
　　　　　　　　　　大腸

　　　　　　　　　腎臟
陰　　　　　膀胱　　　　陽

▲ㄚ點對應到十二個臟腑與經絡。

45

第三章 診斷

YNSA 除了刺激點以外,山元敏勝醫師也研發了對應的診斷方式。YNSA 主要診斷有三種:**合谷診斷、上臂診斷、頸部診斷**。診斷是為了判斷所需要採用的刺激點,施術者務必要熟習診斷方式,才能精確施針。

合谷診斷

合谷診斷是 YNSA 診斷的開始,也是最重要的診斷方式。這個名稱只是一個代名詞,施術者按壓的是第二掌骨的邊緣,並非傳統中醫所指的合谷穴。這個區域又可以分成**腦點、頸椎、胸椎、腰椎**四個分區,施術者必須分辨雙側第二掌骨邊緣肌肉的軟硬差之後,再尋找對應的刺激點施針。

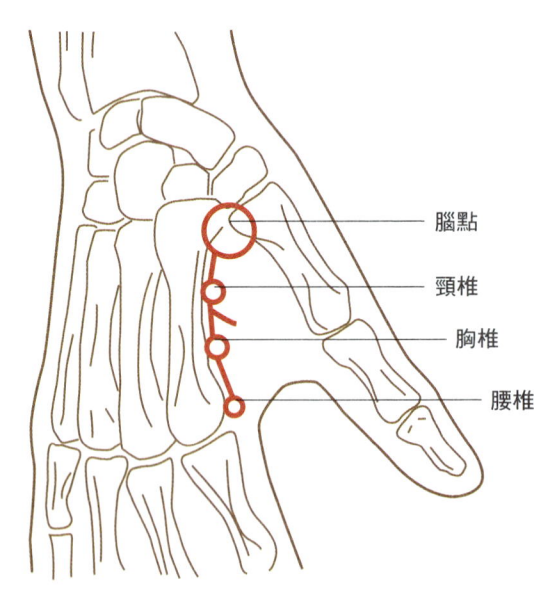

▲合谷治療點。

上臂診斷

　　上臂診斷可以檢測頸椎、胸椎、腰椎以及腦點的疾病。與合谷診斷不同的是，上臂診斷可以診斷大腦、小腦、腦幹的問題，區域比較大，按壓方式也比較簡單。施術者一樣分辨雙側上臂肌肉的壓痛點後，再尋找對應的刺激點施針。

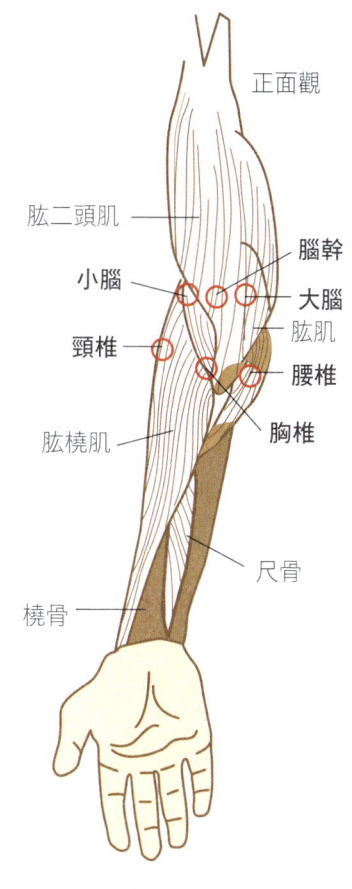

正面觀
肱二頭肌
腦幹
小腦
大腦
肱肌
頸椎
腰椎
胸椎
肱橈肌
尺骨
橈骨

▲上臂治療點。

頸部診斷

頸部診斷對應到十二個臟腑（肺、心包、心、小腸、胃、肝、三焦、脾／胰、膽、腎、大腸、膀胱）以及其臟腑對應的經絡，須搭配 Y 點使用。如同合谷診斷與上臂診斷，施術者必須分辨頸部肌肉的壓痛點之後，再尋找對應的刺激點施針。

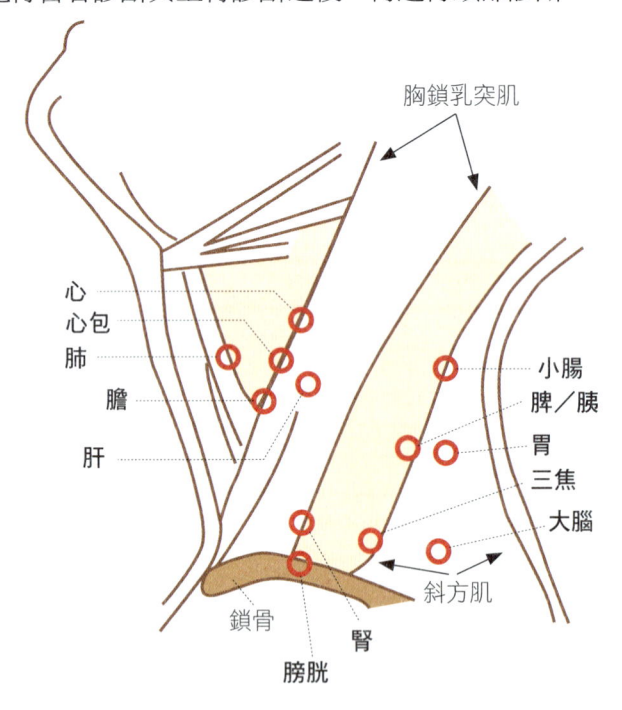

頸部診斷是最複雜的診斷方式，需要大量的時間練習。建議先施行合谷診斷與上臂診斷之後，再進行頸部診斷。

▲頸部治療點。

PART 2

山元式新頭針療法治療案例

第四章 骨科

椎間盤突出

■**治療醫師** 高資承醫師

■ 疾病簡介

40歲的林小姐經營店面，工作需要長時間彎腰，近年來發現腰部疼痛，下肢有麻的感覺，經西醫診斷為「椎間盤突出」，隨後開始進行長時間的復健與針灸治療。然而，症狀時好時壞，有針灸的時候症狀會改善，但治療結束後症狀又會跑出來，林小姐覺得十分困擾，因此前來就診。

椎間盤突出是一種常見的脊柱問題，通常發生在脊椎的椎間盤處。椎間盤突出則是因為長期脊椎受到壓力，造成前後韌帶受損，無法繼續穩定關節組織並保護椎間盤在正確的位置。也就是說，椎間盤的纖維環受損、退化，導致內部的軟髓核突出。這種突出可能會對周圍的神經根或脊髓產生壓迫，引起疼痛、麻木、刺痛或肌肉無力等症狀。椎間盤突出通常在腰椎或頸椎最為常見，但也可能發生在其他部位。

第四章　骨科

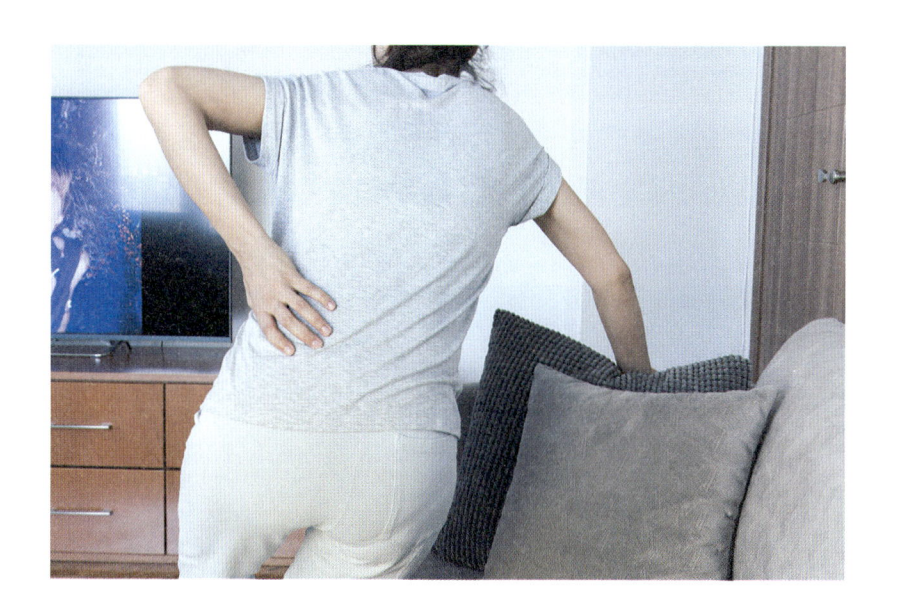

■ 病例

女性、40 歲、服務業

主　訴　左側腰部疼痛已數月。

現病史　病患感覺腰部疼痛，經過休息後症狀未能改善。數星期後，左側臀部與下肢有麻感與觸電感，夜間加劇，小腿有發癢感。經西醫影像診斷後，判定為「L4-L5 椎間盤突出」，病患隨後開始接受復健與傳統中醫針灸，但症狀僅能部分緩解。就診結束後數小時，痠痛麻感即恢復，甚至無法彎腰。

■ 治療經過

診斷

ICD-10-CM＊代碼 M5126 其他腰椎椎間盤移位

＊ ICD-10：國際疾病分類標準
＊ ICD-10-CM：依 ICD-10 再細分的臨床修訂版

治療

- **合谷診斷**：右頸椎、腰椎
- **上臂診斷**：左大腦、右腦幹
- **頸部診斷**：N/A

刺激點

- **基本點**：右 A 點、D 點、D4 點（陽）、F 點（陽）
- **腦點**：左大腦點、腦幹點
- **其他**：J-K 刺激點區—腰、I 刺激點區— L4
- **醫囑**：建議治療頻率為一週三次，六次為一個療程。

—— 第一～六次就診：腰部疼痛改善，下肢麻感降低，治療後症狀消失一天後再發，但再發症狀較治療前輕微，之後治療頻率改為一週兩次。

—— 第八次就診：病患小腿發癢減輕，治療後症狀消失 2～3 天後再發，但再發症狀較治療前輕微，可稍微彎腰，之後治療頻率改為一週一次。

—— 第十二次就診：病患症狀改善，工作時間加長。治療頻率改為兩週一次。

■ 討論

椎間盤突出十分常見，在西醫的治療當中，多採取保守治療，如物理治療、口服非類固醇抗發炎藥物、神經根類固醇注射。若未改善或病況加重，則採取手術治療。

在中醫診所方面，椎間盤突出亦屬常見，治療方法有針灸、內科用藥、傷科治療、小針刀等。有關傳統針灸，常採用的穴位如下：大腸俞、阿是、委中、陽陵泉、關元俞、秩邊、環跳等。

對於椎間盤突出，中醫療效非常顯著，能有效改善病患疼痛不適感。然而，由於椎間盤突出不易痊癒，若某些病患對於傳統針灸療效不顯著，可以採取 YNSA 治療。

在這個病例當中，病患在十二次治療內，症狀改善明顯，不僅疼痛麻感與發癢均有緩解，且治療後，病患的症狀復發間隔也逐漸拉長。因此，筆者決定讓病患定期接受 YNSA，搭配衛教指導，告知病患避免彎腰與長時間勞動，以減緩椎間盤突出造成身體不適。

注意事項

椎間盤突出治療並不困難，請務必掌握基本 D 點、D1-D6、F 點。若病患仍有疼痛感，可以搭配 J-K 刺激點區、I 刺激點區、萬用點等刺激點，治療效果更佳。

手指關節扭挫傷

■ **治療醫師** 黃冠瑋醫師

■ 疾病簡介

　　19歲病患張先生是一名大學生，因打球不慎撞到大拇指及食指遠端處關節（俗稱「吃蘿蔔」），食指患側出現紫色瘀青及腫脹，無法彎曲食指，非常疼痛。在接受YNSA治療後，張先生的食指扭挫傷當下獲得疼痛緩解。

　　手指關節夾傷在一般骨科及運動醫學臨床上經常遇到，尤其是手指關節，最容易受到外傷影響，也會造成關節指節上的缺損。手指外傷經常會在球場運動上快速作醫療處理，以便於運動員隨即再次上場比賽。

■ 病例

■ 男性、19歲、學生

主　訴　右手食指遠端關節疼痛已2～3天。
現病史　病患在打球時不慎撞到右手食指關節，食指遠端關節兩側（大約在二間穴位置）出現疼痛、無法觸摸、屈曲困難、皮膚出現瘀青。

■ 治療經過

診斷

ICD-10-CM 代碼 S60.021A 右手食指關節挫傷

治療

- **合谷診斷**：右頸椎
- **上臂診斷**：右頸椎

刺激點

- **基本點**：右 A 點
- **腦點**：右大腦點
- **其他**：食指患側壓痛硬結點、肱橈肌壓痛硬結點

—— 第二次就診：食指疼痛度減輕 30%。

—— 第四次就診：可以彎曲，但彎曲仍有疼痛。

—— 第十次就診：右手食指疼痛感受不明顯，已經可以恢復正常屈伸。

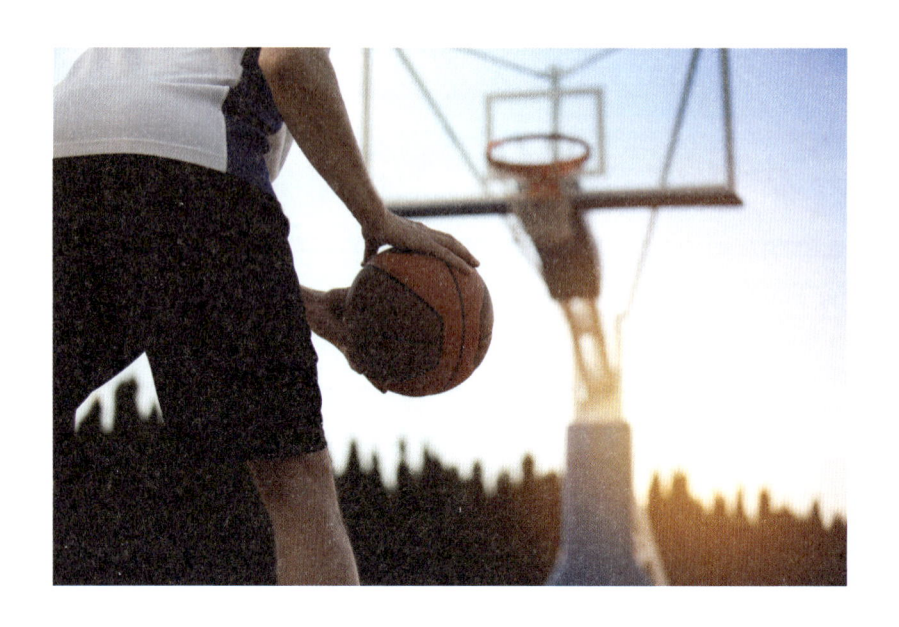

■ 討論

　　治療手指關節扭挫傷時，需要做明確的診斷，如 X 光判斷，確保病患沒有手指關節骨折的可能。病患進來門診時，隨即需要注意病患的手指樣態、顏色以及疼痛位置（如位於近端指間關節，PIP），關節是否出現壓痛感，活動範圍（Range of motion, ROM）是否出現劇烈疼痛，可否活動關節等情況。

　　如果無法活動關節則較可能是骨折，應先進行骨折復位處理。除了手指關節骨折之外，另外需要排除手指間關節脫位（PIP dislocation）、副韌帶損傷及肌腱損傷。如果出現 PIP 關節脫位，則應該優先進行復位，用夾板固定復位後的手指。[2] 通常，保守治療包含使用夾板在 PIP 關節上進行六週的固定，以允許遠端指間關節（DIP）進行全方位的運動，然後僅在夜間進行

三週的軟式套筒固定。

　　雖然在返回比賽之前，最好進行連續三週的剛性夾板固定，但如果採取適當的預防措施，有些職業運動員可能會被允許立即返回訓練。這些預防措施包括賽前熱療、比賽期間使用貼紮固定，以及賽後冰敷並用剛性夾板固定。

　　本治療使用針灸介入目的是減少患側手指疼痛感，快速達到疼痛控制，降低患側肌肉痙攣，並且縮短中後期指關節扭挫傷的恢復時間。

注意事項

　　治療手指關節扭挫傷，筆者多次臨床發現，基本 A 點尤其好用，甚至疼痛緩解區域各手指掌管區域，均位於 A 點連線上。但是，大拇指疼痛緩解最佳的區域，多半在 A 點連線的髮際線下 1 公分左右。食指疼痛時，YNSA 的最佳穴位點則位於 A 點髮際線上 1 公分。

　　手指疼痛如果波及到第三指區域時，需要搭配同樣位於 A 點連線上的大腦腦點區域下針，距離髮際線大約 3 公分左右。

　　如果進行合谷診斷，則容易在頸椎區發現硬結點；同時，上臂診斷也多半會出現頸椎反應點，同樣具有疼痛緩解效果。治療時，可以同時於兩處刺激點下針，以達到減痛的目的。

媽媽手

■ **治療醫師** 黃冠瑋醫師

■ 疾病簡介

43歲的李小姐在食品公司上班,近期因頻繁搬運重物導致大拇指手腕出現疼痛,無法握拳;搬動重物時,近橈側手腕部疼痛不堪;手腕握拳伸展時,非常疼痛。在接受YNSA及進行肌肉鬆筋推拿後,李小姐大拇指魚際處的手腕傷獲得疼痛緩解,症狀漸漸減輕。

狄奎凡氏症(De Quervain disease),俗稱「媽媽手」,因瑞士的狄奎凡醫師(Fritz de Quervain)於1895年於歐洲文獻上發表他對於橈側伸腕肌腱炎的看法而聞名。[3] 媽媽手的症狀多半會出現向手掌內側的壓痛感,手掌魚際處多半會腫脹疼痛,緊握拳的時候則會出現疼痛,且症狀多會漸漸加重。藏起大拇指及手腕向下彎動有劇烈疼痛感,疼痛會延伸到前側手臂上。

握拳尺偏試(Finkelstein test)則是判定的理學檢查診斷方式,方法為將受試者的大拇指轉向尺側,並且手握拳向尺側彎曲。如出現疼痛,則此試驗為媽媽手陽性反應。

由於媽媽手多半是伸拇短肌肌腱和外展拇長肌肌腱的肌腱,與外圍的肌腱腱鞘磨損而出現發炎,導致兩處肌腱腫脹。治療方式則多半針對此側肌腱的患側進行熱療、針灸,或是進行小針刀治療。臨床遇見的幾個案例,雖然都針對此區域進行治療,但反饋多半都會覺得治療後,疼痛有增無減。在搭配YNSA治療,以

及針對伸拇短肌與外展拇長肌的「上游肌群」肌痛點進行診療之後，疼痛才逐漸緩解。

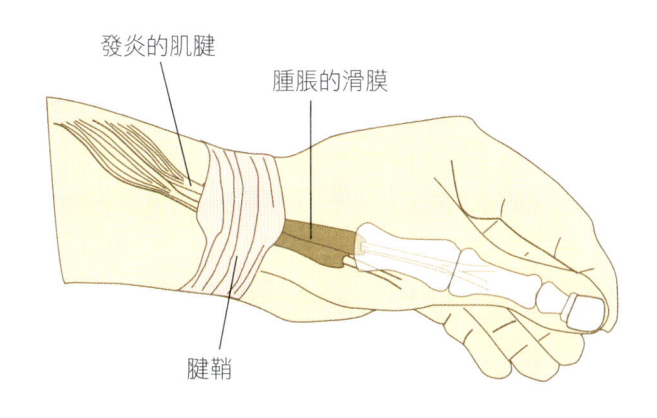

▲媽媽手（橈骨莖突腱鞘炎）的圖示。

■ 病例

女性、43 歲、上班族

主　訴　右手手腕關節疼痛已 1～2 週。
現病史　病患於上班時頻繁搬運重物，大拇指與手腕橈側關節出現壓痛，且做手腕外旋動作時疼痛加重，無法轉鑰匙及扭毛巾。

■ 治療經過

診斷

　　ICD-10-CM 代碼 M65.4 橈骨莖突腱鞘炎（De Quervain disease）

治療
- **合谷診斷**：右頸椎　　・ **上臂診斷**：右頸椎

刺激點
- **基本點**：右 A 點（A7 髮際線向下 1 公分，A2 髮際線向上 3 公分）
- **其他**：手臂腕橫紋上 4 公分拇長伸肌處（接近外關穴）刺激點、肱橈肌壓痛硬結點

──第二次就診：握拳伸腕後，雖有疼痛、但程度減輕 20%。
──第三次就診：可以勉強做小幅度伸腕，但彎曲仍有疼痛。
──第八次就診：右手手腕疼痛感受不明顯，可以正常屈伸。

■ 討論

　　本次治療以 YNSA 為主軸，搭配激痛點附近的刺激點，當作治療的方針。合谷診斷與上臂診斷，確定整個治療的頭針刺激點位，以達到除痛的療效。同時，我們也發現肌腱炎的問題屬於結構性問題，應該處理局部結構性發炎，恢復手腕原有伸展屈曲時、固有的腱鞘滑動功能。

　　對於媽媽手的治療，全美醫療系統排名第一的梅奧診所（Mayo Clinic）及世界著名醫療機構克利夫蘭診所（Cleverland Clinic）等權威性機構的治療準則，多半指出方式為：（一）、固定及配戴護腕；（二）、冰敷；（三）、充分休息；（四）、服用非類固醇抗發炎藥（NSAIDs）；（五）、在腱鞘處施打類固醇[4]。

筆者認為，以上述的方式進行肌腱炎的治療，看似能幫助肌腱消炎消腫，但仍有可能出現配戴護腕的肢端腫脹之外，冰敷與長期不活動的狀態，容易讓肌腱傷口處與腱鞘處出現沾黏。

使用針灸治療媽媽手也是不錯的選擇，根據《醫學》（Medicine）報導，針灸治療媽媽手可確保有效治療及安全，且針灸的可能療效機轉為有效提供修復組織周邊血管的供應，提升結締組織與神經組織的活動度，以及調節抗發炎的反應。[5] 筆者認為，除了以上的機轉之外，針灸也可以緩解患側局部肌肉抽筋攣縮，減少修復期間肌腱韌帶撕裂傷的不當拉扯。

注意事項

治療手腕關節的肌腱炎，筆者亦從手指關節疼痛的刺激點發現，疼痛緩解的區域多半發現位於在基本點 A 點，且 A1-2 點下針為關鍵的刺激點，可以緩解大部分疼痛，與大拇指、食指的關節疼痛緩解區域相近。

如果進行上臂診斷，與手指關節疼痛區域相近，一樣在頸椎區會發現硬結點。但同時也發現，手背上近腕橫紋上區域有一個硬結點區域（接近外關），此硬結點與上臂診斷的頸椎點，同樣有出現反應。在這位置進行針刺治療可處理橈側的腕部疼痛，改善腕部外旋疼痛的不適感。

治療時，原則上不會對原本患側橈骨莖突區域的疼痛點進行下針，因為有可能會讓此處發炎症狀加重。治療重點在於解除橈側肌腱複合體的發炎狀態與恢復以往的滑動性，因此在進行治療之後，會希望病患慢慢多次的練習握大姆指、轉鑰匙的動作，以緩解發炎後的組織沾黏。

頸臂症候群

■ **治療醫師** 陳玠維醫師

■ 疾病簡介

　　66 歲張女士已退休多年，每日固定晨泳運動，因抬頭舉手掛窗簾之後，左頸肩痠痛，肩關節向前屈曲角度受限，頸部旋轉不利，仰頭則手麻頭暈。經多方診治效果不理想，因此前來尋求針灸治療，並且獲得滿意的療效。

　　頸臂症候群（cervicobrachial syndrome, CBS）是一種常見的臨床病症，以頸痛、肩痛、上肢放射、麻木、無力為特徵。它是由於頸椎退化、骨刺、椎間盤突出、韌帶增厚、韌帶鈣化等壓迫脊髓、神經根或椎動脈而引起的。[6]

■ 病例

女性、66 歲、外商公司退休

主　訴　左頸肩臂痠痛麻木。
現病史　病患左手臂麻木，左頸部旋轉不利，仰頭則頭暈手麻，肩關節屈曲如開車的姿勢時，則頸肩痠痛麻木不適，另外伴隨右側顳顎關節活動有聲響。

治療經過

診斷

ICD-10-CM 代碼 M53.1 頸臂症候群

治療

- **合谷診斷**：雙頸椎、雙腰椎
- **頸部診斷**：右腰、膀胱、腎。壓右側頸部反應點時，左手麻木明顯出現。
- **頭頸傾斜試驗**（Adson test）（+）
- **頸椎間孔擠壓試驗**（Spurling test）（+）

刺激點

- **基本點**：左、右 A 點，右 D 點
- **Y 點**：右腎臟點、膀胱點
- **其他**：J-K 刺激點的腰部對應點

──**第二次就診**：自述症狀減緩許多，左手麻木輕微；行走時，手部自然晃動會感到些許麻木，轉而變成感受到頸部手肘痠痛；頸部肌肉緊繃處，按壓手麻出現，仰頭手麻仍在。針灸後，顳顎關節聲響即消失。

──**第四次就診**：頸部延伸至手肘的痠痛減緩，仰頭麻木輕微，頸部旋轉不利減緩；行走時，手部晃動不會感到手麻；開車及晾衣服時，手抬高仍會麻。

—— 第七次就診：症狀反覆，因觸摸頸部提肩胛肌及中斜角肌緊繃，改加 Th1-Th2 刺激點，體針懸鐘穴、束谷穴。

—— 第八次就診：病患自述頸部緊繃改善很多，按壓緊繃處已不感到手麻，仰頭久了才會感到手麻，自覺生活明顯改善。

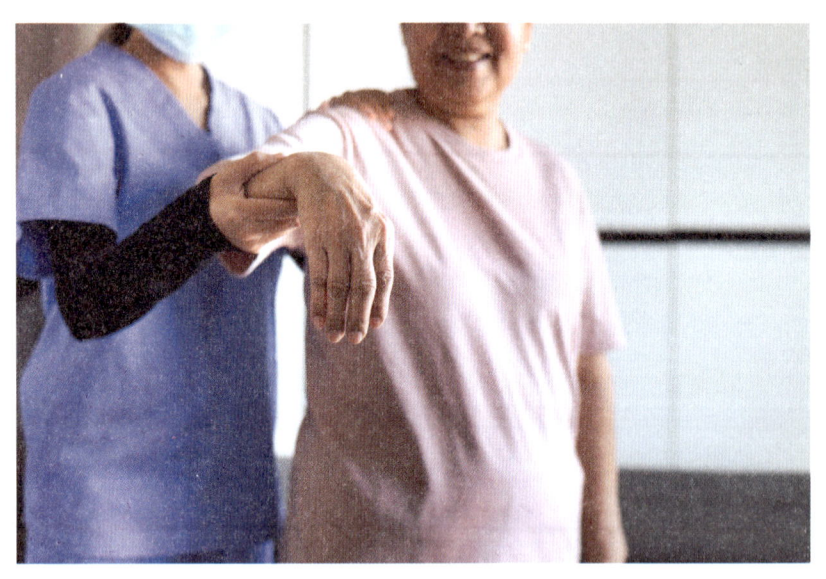

■ 討論

根據臨床相關解剖學，頸臂症候群可能是頸神經根病變以及胸廓出口症候群。頸神經根病變，是由影響 C5/6 和 C6/7 運動節段的椎間盤病變所產生的。軀幹上部的許多肌肉主要由頸神經根供應，並且經常受到頸椎症候群的影響。這些肌肉包括菱形肌、岡上肌、岡下肌、三角肌、前鋸肌、背闊肌。另外，胸廓出口壓迫是神經和血管受到壓迫；解剖觀察下，臂神經叢、鎖骨下動脈和靜脈由於該區域的空間變窄而受到壓迫。而該區域關係到中前

斜角肌、胸小肌、第一肋骨上緣。[7]

這些症狀,可以採用一些物理測試:

- **頭頸傾斜試驗(Adson test)**:頭部伸展並向一側彎曲,同時病患屏住呼吸,在測試的時候失去脈搏,即表示有胸廓出口症候群。[8]
- **頸椎間孔擠壓試驗(Spurling test)**:病患頭向患側傾斜,檢查者左手掌平放在病患頭頂,右手握掌輕叩擊左手臂背側,如出現根性痛或麻木者,則為陽性。

此病患疑似有神經根症狀以及胸廓出口壓迫,所以主要使用基本 A 點治療頸椎問題。在第七診時,因觸摸頸部提肩胛肌及中斜角肌緊繃,加上傳統針灸經絡對應懸中穴、束骨穴;使用 Th1-Th2 刺激點對應頸椎病變,並獲取良好的療效。

注意事項

治療時,請務必遵循合谷診斷及頸部診斷來下針。例如,病患的左邊為患側,但是頸部診斷卻會顯示為右側;患處為頸部,但合谷診斷除了頸部之外,也會顯示腰部,唯有確實遵循診斷下針處理,才能得到改善。

第五章 神經科

多發性硬化症

■ **治療醫師** 高資承醫師

■ 疾病簡介

　　32 歲的于先生是一名上班族,近期覺得有點頭暈,走路不平衡。一開始,他只是覺得有點疲倦,休息一下就會好一點。沒想到,休息之後症狀沒有恢復,反而還加重了。他到耳鼻喉科就診,醫師以為于先生是罹患梅尼爾氏症,然而服用藥物後症狀並沒有改善。後來,于先生轉診到大醫院,經過診斷後判定為「多發性硬化症」,開始服用藥物治療。

　　多發性硬化症是一種自體免疫系統的疾病,也就是免疫系統攻擊神經系統,導致神經系統病變。免疫系統主要會攻擊神經的髓鞘。髓鞘就像是電線的塑膠皮一樣,讓電線不致短路,同時還可以加速神經訊號的傳導。當這些髓鞘被破壞後,人體神經訊號的傳導就會變慢,甚至停止。

　　多發性硬化症的好發族群多在 20 ～ 40 歲時發病,特別是 31 ～ 33 歲最為常見,女性的發生率約為男性的兩倍。

第五章　神經科

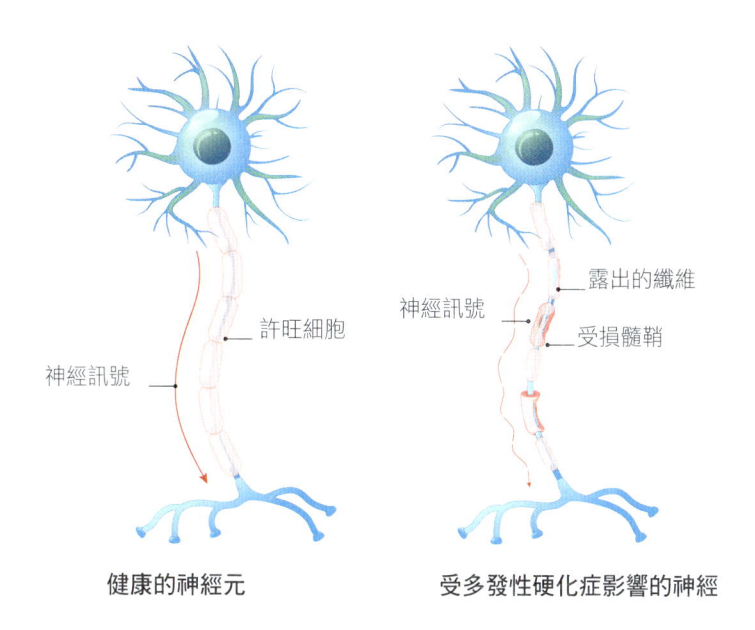

健康的神經元　　　　　受多發性硬化症影響的神經

（圖中標示：神經訊號、許旺細胞、露出的纖維、神經訊號、受損髓鞘）

▲多發性硬化症神經系統病變示意圖。

多發性硬化症的臨床症狀如下：

- **視力受損**：視力模糊、複視、視野缺損、不自主眼球跳動，嚴重者甚至失明。
- **平衡失調**：失去平衡感、四肢無力、下肢或四肢完全癱瘓。
- **行動不便**：因肌肉痙攣或僵硬影響活動力、抽筋。
- **感覺異常**：常感覺灼熱或麻木刺痛、顏面疼痛（三叉神經痛）、肢體痛。
- **口齒不清**：講話速度變慢、發音模糊、講話節奏改變、吞嚥困難。

67

- 容易疲勞、頻尿、尿液無法完全排空、便祕、大小便失禁。
- 短期記憶、專注力、判斷力會有問題。

■ 病例

> 男性、32 歲、上班族

主　訴　頭暈數月。
現病史　病患突然頭暈、身體不平衡感、頭痛、雙眼疼痛。

■ 治療經過

診斷

　　ICD-10-CM 代碼 G35 多發性硬化症

治療
- **合谷診斷**：左、右頸椎
- **上臂診斷**：右腰椎、大腦、小腦、腦幹
- **頸部診斷**：右脾臟

刺激點
- **基本點**：左、右 A 點
- **感覺點**：左、右眼點
- **腦點**：左、右大腦點，腦幹點，左、右小腦點

- **腦神經點**：左、右前庭耳蝸神經點（CN8）
- **Y 點**：右脾臟點
- **其他**：J-K 刺激點區—頭

—— 第四次就診：頭暈、身體不平衡感改善，頭痛改善。
—— 第七次就診：頭暈、身體不平衡感消失，頭痛持續減輕。
—— 第十二次就診：雙眼疼痛感改善，頭痛偶爾發作。

■ 討論

　　流行病學方面，根據統計，多發性硬化症於台灣盛行率達 4.34/10 萬。引起多發性硬化症的原因不明，遺傳及環境因素皆可能為致病因子。病患的近親，患病機會較一般人高，代表遺傳因素扮演一定的角色。病毒感染也可能是致病原因之一。

　　然而，多發性硬化症的遺傳因素影響並非如想像來得大。在美國，千分之一、二的人可能罹患多發性硬化症，其家屬罹患多發性硬化症的機率僅略增，約千分之三左右。[9]

　　多發性硬化症目前無法根治，但如果能夠早期確診以及進行治療，可以減少神經細胞的損傷，因為多發性硬化症是一種進行性的疾病，發作次數愈多，神經細胞損傷也就愈大。因此，治療的原則在於不要讓它發作；即使發作的時候，也要盡量減緩其嚴重度，減少神經的破壞。治療的方向分為「急性發作」、「預防反覆發作」兩種情況的治療。[10]

　　急性發作的治療通常使用皮質類固醇，常見靜脈注射「Methylprednisolone」，每日 1000 mg，療程約 3～7 天。改

善病程進展的治療主要以干擾素（Betaferon）、「Glatiramer Acetate」、單株抗體等。

在中醫方面，多發性硬化症可以分成痰熱阻絡、濕熱浸淫、瘀阻脈絡、肝腎虧虛這四大證型，治療則採取「補陽還五湯」、「聖愈湯」等，或可採取針灸治療，主要以百會、曲鬢、率谷、玉枕、神門、風池等穴位下針。

在本病例當中，病患症狀得到明顯的改善，頭暈、不平衡感消失，頭痛與眼部疼痛均減輕。然而，多發性硬化症目前仍無法治癒，但在 YNSA 與西醫合併治療下，病患的症狀可以有效的控制，也能維持穩定的生活品質。

注意事項

治療神經性疾患，腦點十分重要。由於病患不平衡感明顯，必須著重小腦點與前庭耳蝸神經點。若病患治療效果佳，可以建議病患於密集治療十餘次後，改為一週一次治療即可。

帕金森氏症

■ **治療醫師** 高資承醫師

■ 疾病簡介

65歲的劉先生已退休，八年前突然右側肢體顫抖、雙腳僵硬，經過西醫診斷後判定為「帕金森氏症」，經朋友介紹前來就診。

帕金森氏症是一種慢性中樞神經系統退化疾病，主要影響運動神經系統，原因在於身體分泌的多巴胺減少，目前成因不明，但普遍認為和遺傳與環境因子相關。家族中有帕金森氏症病患的人，較可能得到此病；暴露於特定農藥或曾有頭部外傷者，罹患此症的風險也比較高。典型的帕金森氏症主要靠症狀診斷，神經成像也能排除其他疾病的可能性。

帕金森氏症的常見症狀：顫抖、肢體僵硬、運動功能減退、步態異常、失智症、焦慮症、知覺、睡眠、情緒問題等。[1]

■ 病例

男性、65歲、退休

主 訴　帕金森氏症已八年。
現病史　病患突然感覺右側肢體顫抖、雙腳僵硬，經神經內科醫師判定為「帕金森氏症」。目前症狀：肢體顫抖、僵硬、體力下降、步行困難，尤其天氣變化時，症狀明顯。

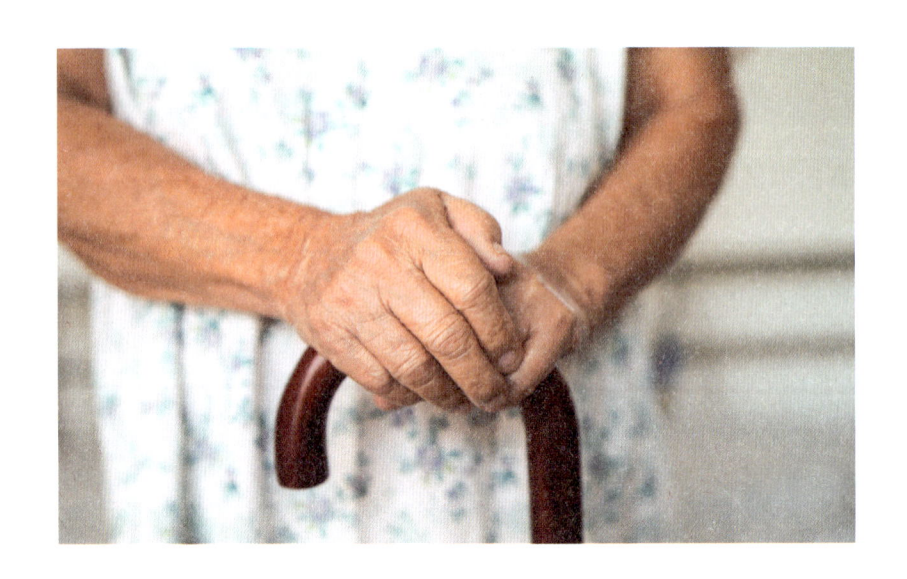

■ 治療經過

診斷

    ICD-10-CM 代碼 G20 帕金森氏症

治療

- **合谷診斷**：右頸椎
- **上臂診斷**：右大腦、腦幹、小腦
- **頸部診斷**：左腦

刺激點

- **基本點**：右 A 點、C 點、D 點、F 點（陽）
- **感覺點**：N/A
- **腦點**：右大腦點、小腦點、腦幹點

- 腦神經點：N/A
- Y 點：N/A
- 其他：J-K 刺激點區—上肢、下肢、I 刺激點區—上肢

──第二次就診：肢體顫抖、僵硬緩解，但因天氣變化造成的體力下降、步行困難等情況，維持原樣。要求病患一週治療 2～3 次。

──第四次就診：肢體顫抖、僵硬緩解，肢體彎曲較為順暢，天氣變化造成的體力下降、步行困難改善。

──第十次就診：肢體顫抖幾乎消失，走路小碎步的狀態大幅減緩，體力恢復，可自行前來就診。

──第十二次就診：症狀穩定，經西醫影像檢查後，腦部並未繼續退化，治療改為每週一次。

──第二十四次就診：症狀穩定，治療改為兩週一次，現持續治療中。

■ 討論

流行病學方面，帕金森氏症在台灣地區的盛行率為 340 人／每 10 萬人。帕金森氏症目前無法治癒，但病患服用左旋多巴（Levodopa）後，可以有效補充多巴胺，改善生活品質與症狀。[12]

中醫方面，中醫治療單純缺乏多巴胺的帕金森氏症，常選擇補脾腎陽虛療法，兼有寒熱瘀的病患，則先清瘀熱、再補虛，或按虛實瘀熱的比例處方。此外，傳統針灸亦可以治療帕金森氏症。使用四神聰、風池、曲池、合谷、陽陵泉、太衝、太谿等穴

位治療,利用鎮肝熄風的原理,減緩病患顫抖的症狀,大部分的病患都可以取得不錯的症狀緩解。[13]

在本病例當中,病患的恢復速度相當快。短短十二次治療,就能讓病患因帕金森氏症導致的外顯症狀,如顫抖、僵硬、步行困難、無力等獲得改善,提升生活品質。因此,筆者指示病患後期維持一週一次的治療,接著調整為兩週一次治療即可。

注意事項

治療帕金森氏症時,請務必掌握大腦點、腦幹點。若病患走路不平衡,則考慮小腦點。

筆者建議,若病患有肢體顫動,可以先以基本點為主;若症狀未能緩解,可以加上 J-K 刺激點區、I 刺激點區做為輔助,治療效果較佳。

雖然帕金森氏症目前無法治癒,但在 YNSA 與西醫的合併治療之下,可以讓病患的外顯症狀改善,減緩腦部退化。然而,對於帕金森氏症導致的情緒與記憶問題,根據筆者經驗,YNSA 療效較為有限。

第五章 神經科

格林—巴利症候群

■ **治療醫師** 高資承醫師

■ 疾病簡介

　　52歲的陳小姐是一位家庭主婦，某一天突然全身無力，送醫後經西醫診斷為「格林—巴利症候群」。經過治療，症狀改善許多，但後期仍然四肢無力，需要依賴輪椅才能活動，因此前來本院就診。

　　格林—巴利症候群（Guillain-Barré syndrome, GBS），是一種急性炎症性脫髓鞘性多發性神經病變（acute inflammatory demyelinating polyradiculoneuropathies, AIDP），是由自身免疫系統傷害周邊神經所引起的疾病，又稱為「急性多發性神經炎」。

　　格林—巴利症候群發病快且急，症狀逐漸加重，在 7～14 天內達到高峰，80% 以上的病患會先出現雙下肢無力，接著無力的情況逐漸加劇。嚴重時，甚至會出現四肢癱瘓、呼吸困難而危及生命，約 30% 的病患有後遺症，如肢體無力、萎縮、肌肉痠痛、足下垂；患肢感覺異常，如麻木、蟻走感；部分病患則有面癱、吞嚥困難、構音障礙等。[14]

■ 病例

女性、52 歲、家庭主婦

主　訴　格林—巴利症候群已兩個月。

現病史　病患突然全身無力，送醫後經西醫診斷為「格林—巴利症候群」並住院治療。出院後症狀四肢仍麻木、無力，步行困難，須依靠輪椅活動；GBS Score=4。

■ 治療經過

診斷

　　ICD-10-CM 代碼 G610 格林—巴利症候群

治療

- **合谷診斷**：右頸椎
- **上臂診斷**：左頸椎、大腦；右腦幹、大腦、小腦
- **頸部診斷**：腦點

刺激點

- **基本點**：左、右 A 點，右 C 點、右 D 點
- **感覺點**：N/A
- **腦點**：左、右大腦點，腦幹點、右小腦點
- **腦神經點**：N/A
- **Y 點**：N/A
- **其他**：J-K 刺激點區—上肢、下肢

——第十一次就診：病患已可自行站立與步行，麻木、無力均有改善；GBS Score=2。

——第十四次就診：病患自述生活自理均已恢復正常，疲倦感消失，但仍有少許麻木感；GBS Score=1。

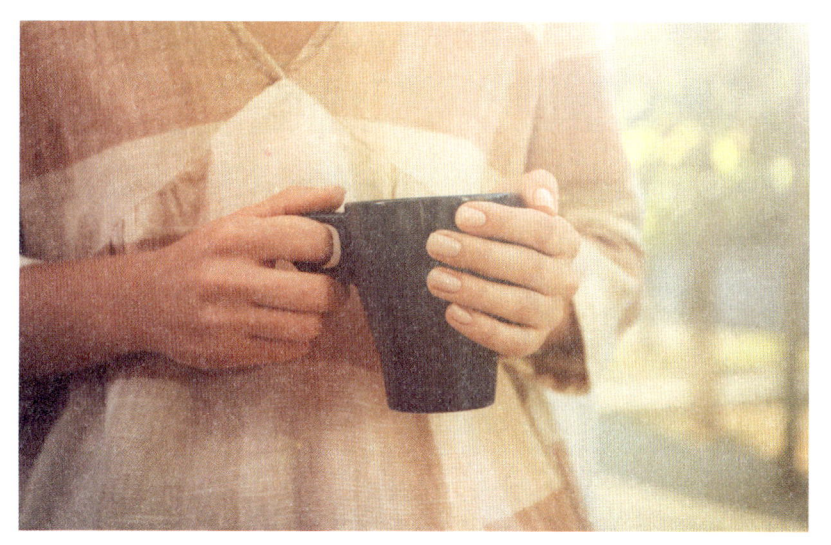

■ 討論

目前罹患格林—巴利症候群的原因仍不明，但多半與感染性疾病相關。流行病學方面，根據歐美統計結果，發病率為 0.8 ～ 1.9 人／每 10 萬人，發病率隨著年齡的增長而增加，80 歲以上長者為 2.7 人／每 10 萬人。[16]

然而，格林—巴利症候群依然有相當的致死率，死亡率則大約為 5 ～ 10%[14]，即便存活下來，大約 20% 的格林—巴利症候群病患在發病六個月後不能獨立行走，大多數病患也有殘留的疼痛

和疲勞。[16]

西醫多半採用支持性療法與血漿置換術進行治療。支持性療法包括監控生命徵象，定時評估呼吸肌無力的程度，疼痛緩解以及早期復健運動。免疫調節治療包括血漿置換術以及靜脈注射免疫球蛋白。[15]

中醫對格林—巴利症候群的治療，在急性期多採健脾益氣法，處方以「補中益氣湯」為主[17]；後期則多以祛風為治療方向，如麻黃、白芷、葛根、天花粉、黃芪、吉林參等。[18]

在本病例當中，病患的外顯症狀改善。經過 YNSA 治療後，病患的肌肉力量持續恢復，原本不良於行的狀態，恢復至日常生活可以自理的程度。除此之外，肢體麻木感的部分，也有明顯的改善，可見 YNSA 對格林—巴利症候群後期的復健與治療，效果相當顯著。

> **注意事項**
>
> 治療格林—巴利症候群時，請務必掌握基本點、腦點，這幾個刺激點是治療關鍵。行有餘力，可以使用 J-K 刺激點區等補強。
>
> 格林—巴利症候群必須盡早接受治療效果較佳，若距離發病時間已數年，則療效大幅減低。
>
> 根據筆者的治療經驗，YNSA 對於格林—巴利症候群造成的肌肉無力的療效較佳，但在治療肢體麻木感方面，要完全恢復則十分困難。

第五章　神經科

中風後遺症

■ **治療醫師** 高資承醫師

▓ 疾病簡介

　　一名86歲女性數週前中風，住院後進行復健以及傳統中醫針灸治療，但恢復效果有限且活動困難，因此前來就診。

　　中風主因是腦內血管破裂出血或血管梗塞，造成腦細胞缺乏養分與氧氣，進而造成腦部損傷，無法維持正常生理機能。一般來說，患有高血壓、心臟病、糖尿病或肥胖、膽固醇過高者，較容易引發中風。其臨床後遺症狀包含了口眼歪斜、急性的肢體無力或活動障礙、構音障礙、言語及溝通困難、大小便失禁等。

▓ 病例

女性、86歲、退休

主　訴　右側肢體無力十天。

現病史　病患突然跌倒，經醫院判定為「左側腦中風」，血塊兩公分大。出院後，開始進行西醫的復健治療，合併傳統中醫針灸。出院後，並未服用藥物。症狀：右上肢無法活動、肩膀疼痛，RUL（0）*。

過去病史　高血壓

* RUL（right upper limb）：右側上肢的力道，滿分5分，最低0分。

■ 治療經過

診斷

ICD-10-CM 代碼 I639 腦梗塞

治療

- **合谷診斷**：右頸椎
- **上臂診斷**：左腦幹，左、右大腦
- **頸部診斷**：N/A

刺激點

- **基本點**：右 A 點、B 點、C 點
- **感覺點**：N/A
- **腦點**：左、右大腦點，腦幹點
- **腦神經點**：N/A
- **Y 點**：N/A
- **其他**：矢狀線刺激點區—上肢、J-K 刺激點區—上肢

——第二次就診：肩關節已可上舉，RUL（0 → 1），病患決定每天到院就診。
——第四次就診：病患自述肩膀疼痛減輕，RUL（1 → 2）
——第六次就診：手肘、手腕稍微可活動，RUL（2 → 3）。
——第九次就診：手指可稍微活動，RUL（3 → 4）。
——第十三次就診：病患自述肩膀疼痛消失，RUL（4 → 5）。
——第十五次就診：病患已經可以握拳。

——第三十次就診：病患肢體均能正常活動，且無僵直顫抖，決定中止治療。

■ 討論

　　流行病學方面，台灣地區 55 歲以上的民眾，中風發生率平均約 4.2～6.5 人/每千人，死亡率為 55 人/10 萬。[19] 依據衛生署民國 105 年的統計資料顯示，腦血管疾病高居台灣地區十大死因的第四名。

　　中風病患通常在西醫的第一線治療後，經由抗血栓藥物將塞住血管打通，或清除血塊以防壓迫腦神經，先將緊急病況穩定為要務，之後再尋求復健治療。早期中風六個月內是復健黃金時期，西醫復健治療可以幫助病患恢復生活機能，而傳統中醫針灸具有通經脈、調氣血等作用。因此，在治療中風後遺症時，可依腦部受損部位及程度，合併用針灸及復健治療。

　　針灸的療效與取穴、手法及醫師臨床經驗有關。所以，針灸方式及穴位也有所差異。若是上肢偏癱，可採用肩髃、曲池、手三里、合谷、內關等穴；下肢偏癱則取環跳、陽陵泉、足三里、三陰交、太谿等穴位；失語者可加取風池、啞門、百會、廉泉、金津等穴。

　　中風後，智力或性格的轉變，則可採用四神聰、神門、勞宮等穴。[20] 有關傳統中醫治療中風後遺症的論文十分豐富，在此便不贅述，可知傳統中醫針灸確實可以改善中風後遺症。

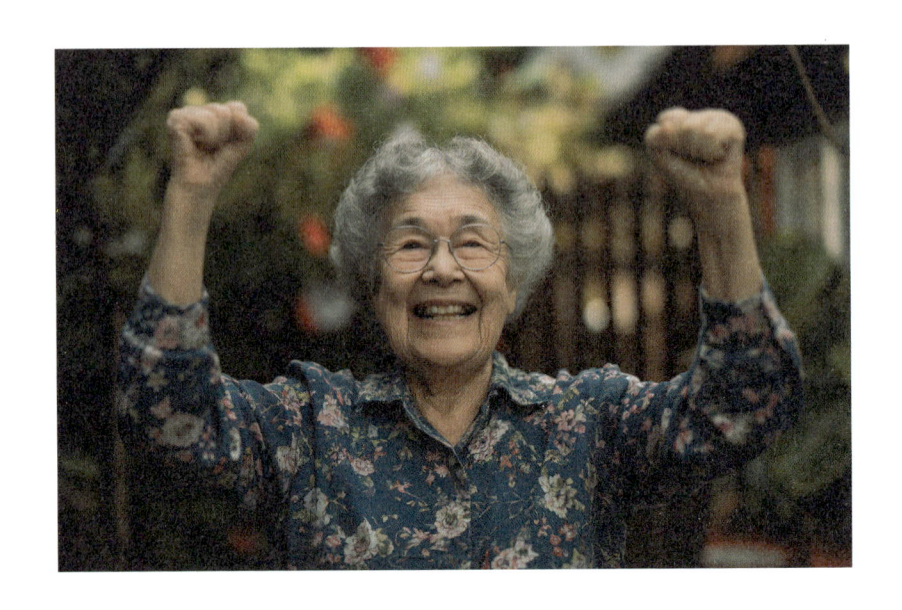

有關運用 YNSA 治療中風後遺症,在日本的治療案例亦非常多,不僅是山元敏勝醫師,日本的醫師、針灸師均有相當多的治療經驗,幾乎每年的全國大會都有中風後遺症的論文發表。

　　在本病例當中,病患的進步幅度迅速。在三十次密集治療內,病患的右側上肢肌肉力量恢復正常,且手腕與手指等均可活動自如,可見得採用 YNSA 治療中風後遺症,療效顯著。

注意事項

　　治療中風後遺症時,請務必掌握基本點、腦點、矢狀線刺激點區,這幾個刺激點是治療關鍵。

　　根據筆者經驗,中風後遺症最先恢復的是肌肉力量,其次是僵直,最後才是感覺,如麻痛溫覺。相較之下,感覺恢復難度較高。

原發性顫抖症

■ **治療醫師** 高資承醫師

■ 疾病簡介

四肢不自覺顫抖一定是帕金森氏症嗎？其實有另一種疾病表現的症狀與帕金森氏症很類似，都會出現顫抖症狀，因此容易讓人混淆。

一名80歲的病患經西醫診斷為「原發性顫抖症」，這是一種神經系統障礙，但與帕金森氏症不同，並不會伴隨其他神經系統問題，其主要症狀是不自主的持續性顫抖。

原發性顫抖症主要表現為四肢、頭部或其他身體部位不自主顫抖，這種顫抖通常在特定動作或姿勢下會更加明顯，且可能受到情緒壓力、疲勞或焦慮的影響而加劇。儘管原發性顫抖通常不會影響肌肉力量或協調，但它可能會對日常生活和工作帶來不便。[21]

■ 病例

> 男性、80歲、退休

主　訴　雙手顫抖已數十年。

現病史　病患自30歲起，雙手即不時顫抖，西醫判定為「原發性顫抖症」。症狀：雙手顫抖，右手明顯，寫字與握杯困難；取物時，顫抖加重。

■ 治療經過

診斷

ICD-10-CM 代碼 G250 本態性顫抖

治療

- **合谷診斷**：右頸椎
- **上臂診斷**：右腦幹、大腦
- **頸部診斷**：N/A

刺激點

- **基本點**：右 A 點、C 點
- **感覺點**：N/A
- **腦點**：腦幹點、右大腦點
- **腦神經點**：N/A
- **Y 點**：N/A
- **其他**：J-K 刺激點區—手
- **治療頻率**：一週三次

——第四次就診

雙手顫抖減輕，僅右側拇指顫抖明顯，寫字與取物仍然有點困難。

——第五次就診：雙手顫抖減輕，右側拇指顫抖減緩，寫字與取物較為容易；近期走路不穩，稍微晃動。☑ **治療：新增小腦點。**

——第十二次就診：病患整體症狀改善，顫抖已不會影響生活，改為一週治療一次。
——第十八次就診：病患整體症狀穩定，改為兩週治療一次。

■討論

流行病學方面，原發性顫抖症的發生率隨著年歲漸長而遞增。整體而言，原發性顫抖症的盛行率在每 100 萬人中約有 4,000～40,000 的罹病人口；而在 60 歲以上的老年人口中，其盛行率更高達 13,000～50,000 人。

根據統計，原發性顫抖症困擾著大約 1,000 萬左右的美國人（占總人口數的 3.7%），相當於帕金森氏症病患的 20 倍。在男女罹病的比例上，沒有性別上的差異。因為許多原發性顫抖症的病人具有家族遺傳史，因此基因遺傳因子占其病因一個相當重要的因素，但是其確切的遺傳方式，目前仍不清楚。

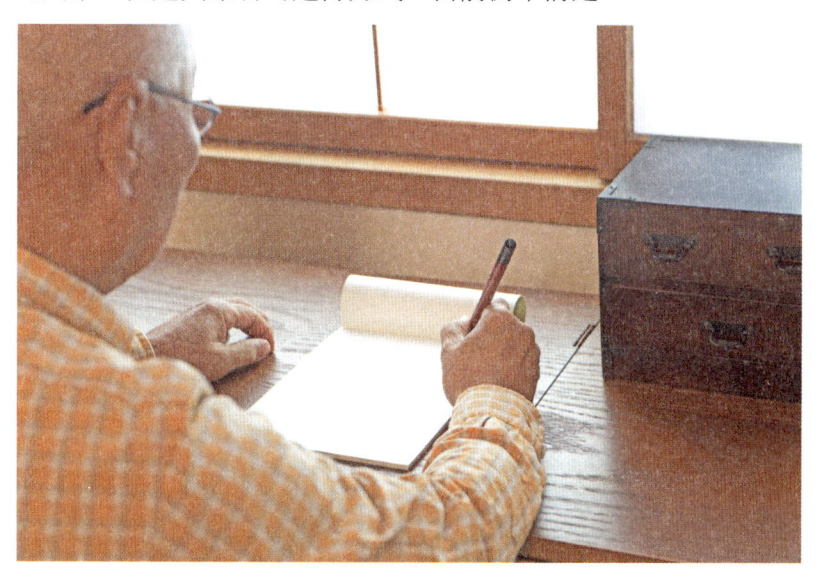

雖然許多的病理解剖證據，並未找出原發性顫抖症病患腦中有任何病變的部位，但是目前的假說仍將病變的部位指向腦中可能的顫動調節器，即橄欖體（olives）、小腦（cerebellum）以及丘腦（thalamus）。[22]

西醫對於原發性顫抖的治療藥物有「Primidone」、「Propranolol」、「Benzodiazepines」等，或採用手術治療。[22]

從中醫的角度來看，原發性顫抖症屬於「肝風」的表現。筆者進一步分析，中醫採取清熱祛風療法為主，如「天麻鉤藤飲」；在針灸方面，則多半採用風池、曲池、合谷、陽陵泉、太衝、太谿等穴進行治療。

在本病例當中，病患修復十分迅速。在十二次治療中，病患的顫抖改善，雖無法完全治癒，但生活品質顯著增加，因此建議之後改為兩週針灸一次即可。根據筆者經驗，YNSA 對於原發性顫抖症的治療效果佳，用於治療病患的療效十分顯著。

> **注意事項**
> 　　治療原發性顫抖症時，請務必掌握基本 A 點、C 點以及大腦點，這幾個刺激點是治療關鍵。

第五章　神經科

三叉神經痛

■ **治療醫師** 高資承醫師

■ 疾病簡介

　　57歲的林女士是一名上班族，近期因為不明原因導致臉部疼痛，一開始以為是牙痛，前往牙醫診所就診後發現牙齒與牙齦無明顯發炎異常，經過西醫判定為「三叉神經痛」。初期服用止痛藥之後有改善，但藥效過後症狀復發，反反覆覆，因此前來本院就診。

　　三叉神經痛，顧名思義，就是由三叉神經病變所引發的神經痛，是面部疼痛的最常見的原因之一。三叉神經是人的十二對腦神經中、最粗壯的第五對腦神經，它經過顱底三個小洞穿出，分為眼枝（第一枝）、上頷枝（第二枝）、下頷枝（第三枝），因此稱為「三叉神經」，負責支配臉部表淺感覺。由於最常見的痛點位於上頷枝和下頷枝，因此常被誤認為牙痛而至牙科就醫，經過多次的牙科治療卻仍不見起色，才被轉診至神經科治療。[23]

■ 病例

　　女性、57歲、上班族

主　訴　右側臉部疼痛已數月。
現病史　病患因為不明原因右側臉頰疼痛、反覆發作，飲食上有

困難，在刷牙時會臉部疼痛。經過影像診斷後，沒有明顯異常，西醫判定為「三叉神經痛」。

■ 治療經過

診斷：ICD-10-CM 代碼 G059 三叉神經疾患

治療
- **合谷診斷**：左頸椎
- **上臂診斷**：右大腦
- **頸部診斷**：右胃

刺激點
- **基本點**：左 A 點
- **感覺點**：口點
- **腦點**：右大腦點
- **腦神經點**：左、右三叉神經點（CN5）
- **Y 點**：右胃點
- **其他**：J-K 刺激點區─頭

──第三次就診：病患自述臉部疼痛改善，但下頜分支疼痛較為明顯。

──第九次就診：病患自述臉部疼痛改善，刷牙已無疼痛感；近期有頭痛症狀。

──第二十四次就診：病患自述臉部疼痛與頭痛消失，因此決定中止治療。

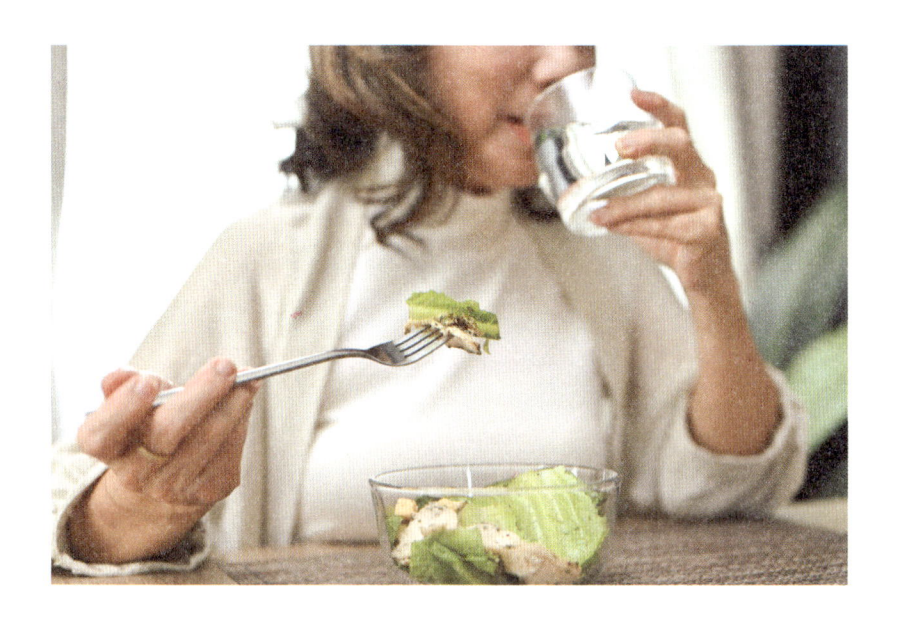

■ 討論

　　流行病學方面,年發病率約為 4 ～ 13/10 萬人。女性多於男性,成年人多於小孩,發病率隨著年齡增長增加,常見於 50 歲左右的成年人。[23]

　　三叉神經痛的病因很多,大約有 80% 是因為三叉神經從腦幹根部進入時,被動、靜脈血管壓迫造成,其他病因如前庭神經瘤、腦膜瘤、多發性硬化症、帶狀疱疹等,都會造成三叉神經的去髓鞘化病變,改變三叉神經對於觸覺訊號的傳遞,將正常的觸覺、溫覺等感覺訊號,全部放大為痛覺訊號,繼而引發三叉神經痛的症狀。[23]

　　不同於其他疼痛,消炎止痛藥對三叉神經痛的效果不大。三叉神經痛的治療主要以抗癲癇藥物為主,其中以最常用的,包括癲通（Tegretol）、除癲達（Trileptol）、樂命達（Lamotrigine）

等。在治療效果上,這些抗癲癇藥物已被證實是有效的治療,因此藥物治療往往為第一選擇。但要注意的是,這類藥物須按照醫師指示使用。

若一段時間藥物治療無效,或是因藥物引起副作用時,則改為外科治療,包括有開腦手術隔開壓迫神經的血管、三叉神經節燒灼治療、三叉神經節壓迫治療及傷害三叉神經周邊分支等。近年來,伽瑪刀治療亦是選擇的方法之一。[24]

中醫對三叉神經痛證型,大致可分為:
- **風寒外侵**:治宜疏風散寒止痛。
- **痰火上攻**:治宜化痰清熱、祛風止痛。
- **陰虛陽亢**:治宜滋陰潛陽、熄風止痛。
- **肝膽風火**、**陽明胃熱**:治宜祛風平肝、清陽明熱。
- **氣滯血瘀**:治宜理氣活血、祛風通絡。

傳統針灸方面,多半採用聽宮、下關、四白、攢竹、合谷、太衝等穴,為治療三叉神經痛重要配穴。[25]

在本病例當中,病患在二十四次治療當中,症狀有效治癒,疼痛完全消失,且病患並未採用西醫治療與傳統針灸,僅透過YNSA治療即痊癒。

> **注意事項**
>
> 治療三叉神經痛時,請務必掌握口點和左、右三叉神經點(CN5),以及胃點,這幾個刺激點是治療關鍵。同時,可以合併傳統中醫針灸來改善病患症狀。

第五章　神經科

顏面神經麻痺

■ **治療醫師** 高資承醫師

■ 疾病簡介

55 歲的黃女士是一名家庭主婦，三天前右側臉部突然無力，西醫判定為「顏面神經麻痺（貝爾氏麻痺）」。經友人介紹，黃女士選擇前來本院就診。

「顏面神經」自腦幹出來，經顱骨到臉頰，全長 14 ～ 17 公分，全部都在耳鼻喉科的領域內，它的功能包括控制臉部表情肌肉、眼淚及唾液分泌、味覺傳達等。

什麼是顏面神經麻痺呢？它在臉部表現出來的症狀就是一邊臉部肌肉動作失去功能，包括歪嘴、半邊臉不能笑、喝水會漏、眼睛不能閉、容易流淚、眼睛向上看時前額產生不了皺紋、牙齒不能全露出、吃飯食物卡在一邊、味覺消失或遲鈍、半邊臉會麻木而感覺遲鈍等狀況。[26]

■ 病例

女性、55 歲、家庭主婦

主　訴　右側臉部無力已三天。
現病史　病患突然感覺右側臉部肌肉無力、眉毛無法上舉、右眼無法閉合。西醫判定為「貝爾氏麻痺」。

治療經過

診斷

ICD-10-CM 代碼 G519 顏面神經疾患

治療

- **合谷診斷**：左、右頸椎
- **上臂診斷**：右頸椎、左大腦
- **頸部診斷**：右胃、小腸

刺激點

- **基本點**：左、右 A 點
- **感覺點**：左、右眼點，口點
- **腦點**：左大腦點
- **腦神經點**：左、右顏面神經點（CN7）
- **Y 點**：右胃點、小腸點
- **其他**：傳統針灸局部取穴，如頰車、下關、太陽、四白、地倉等穴。

——第二次就診：右側眉毛仍然無法上抬，右眼無法閉合；右側嘴角稍微鬆弛。
——第四次就診：右側眉毛仍然無法上抬，右眼已可閉合。
——第五次就診：右側眉毛稍微可以上抬。
——第十一次就診：右側眉毛可以完全上抬，右側嘴角完全鬆弛、與左側同高度。

——第十二次就診：右側臉頰可以正常活動，因此病患決定中止治療。

■討論

流行病學方面，顏面神經麻痺大約每 10 萬人口就有 20 人。它的定義是指原因不明的顏面神經麻痺，但在最近十多年來，已有更多的證據證明，貝爾氏麻痺也是一種病毒（HSV-1）的感染。顏面神經麻痺雖然常見，但是預後不錯，約有 85% 的病患，其症狀會在三個月之內會自然復原，但有 10% 會有後遺症或沒完全復原，其他 5% 無法復原。西醫多半採用類固醇、「Acyclovir」等藥物來治療顏面神經麻痺。[26]

有關中醫方面，顏面神經麻痺屬中醫「口眼歪斜」、「吊斜風」、「口僻」、「面癱」的範疇，其發病原因為病患面部經絡空虛，再加上感受風邪所引起。其辨證分型如下：

- **風寒中經**：方用「桂枝湯」加減。
- **風熱中經**：方用「銀翹散」加減。
- **肝膽火熱**：方用「龍膽瀉肝湯」加減。

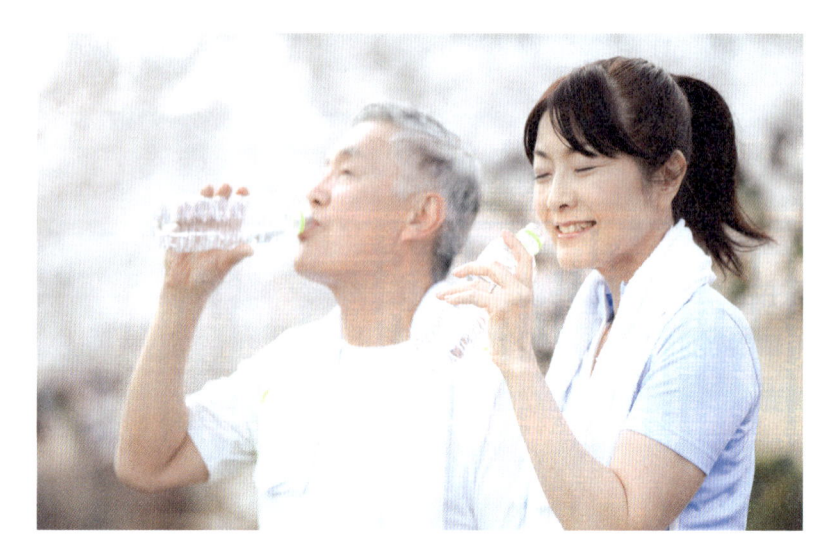

傳統針灸方面，採用以下穴位治療，如合谷、地倉、頰車、太陽、絲竹空、四白、陽白、魚腰、承泣、迎香、下關、水溝、承漿、大迎等穴。[27]

　　在本病例當中，病患的修復速度迅速。在一個半月之內、共十二次的治療之後，病患的臉部肌肉逐漸恢復正常。病患並未服用中藥，僅採取針灸治療即完全修復，可見 YNSA 的療效確實顯著。

> **注意事項**
>
> 　　治療顏面神經麻痺時，請務必掌握眼點、胃點以及左、右顏面神經點（CN7），這幾個點是山元敏勝醫師所述的重要刺激點。同時，可採用 YNSA 搭配傳統中醫針灸局部取穴，療效會更佳。

第五章　神經科

偏頭痛

■ **治療醫師** 高資承醫師

■ 疾病簡介

　　61歲的林女士是一名退休人士，因頭痛困擾許久，經西醫診斷為「偏頭痛」。初期服用藥物症狀改善，但藥效過後即會復發。經友人介紹，林女士前來本院就診。

　　有許多頭痛的病患在敘述病情時，會說自己有「偏頭痛」，通常病患指的是頭部的某一邊在痛。其實，並不是頭痛一邊就叫偏頭痛。

　　醫學上指的「偏頭痛」（migraine）是一種「搏動性」的頭痛，也就是說，會有像血管搏動的規律性。雖然通常痛在頭的一邊，但是痛也經常會出現在前額、兩側、頭頂、後頭部及眼眶後方等部位。病患經常有噁心、嘔吐的現象，並且會怕動、怕光、怕吵。

　　偏頭痛也可能伴隨有許多神經系統的症狀，像某些人在頭痛前，會出現一些視覺的異狀，例如單眼或雙眼的視力模糊、視野缺損、閃爍的光點或線條、物體的形狀會改變等。另外，還有像是單側的肢體無力、感覺異常、眼球動作障礙、暈眩等情況。[28]

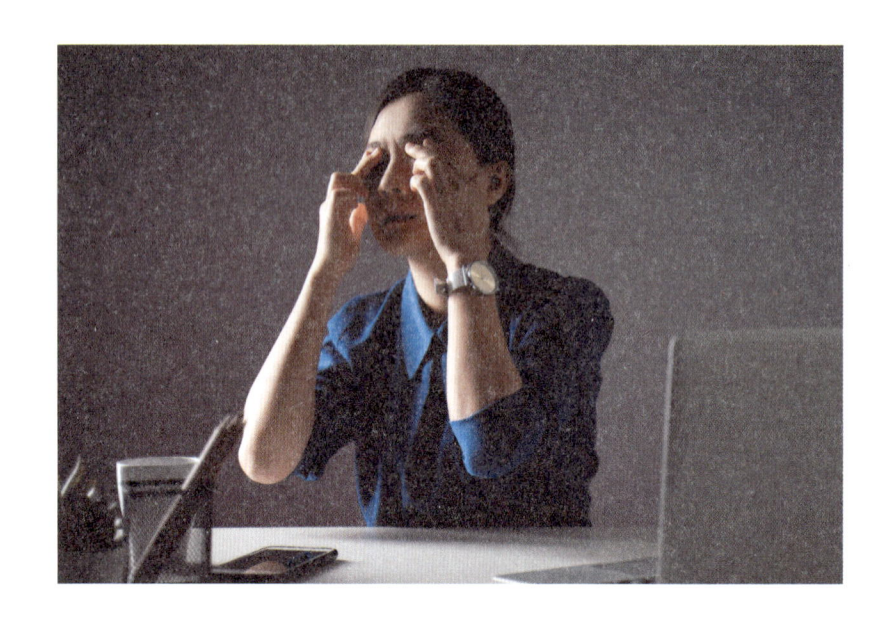

■ 病例

> 女性、61 歲、退休

主　訴　頭痛已數年。

現病史　病患感覺頭部疼痛,經西醫診斷為「偏頭痛」。症狀:頭痛於顳側明顯,發作時頭暈,有血管搏動感;MIDAS* Grade=3。

＊ MIDAS(migraine disability assessment questionnaire):偏頭痛失能評估量表。

■ 治療經過

診斷

　　ICD-10-CM 代碼 G43 偏頭痛

治療
- **合谷診斷**：右頸椎
- **上臂診斷**：右頸椎、大腦、小腦
- **頸部診斷**：N/A

刺激點
- **基本點**：右 A 點
- **感覺點**：N/A
- **腦點**：腦幹點、右大腦點、小腦點
- **腦神經點**：左、右前庭耳蝸神經點（CN8）
- **Y 點**：N/A
- **其他**：N/A

搭配方劑

小柴胡湯 12 克、葛根 1.5 克、天麻 1.5 克，3 包 ×7 天。

——第二次就診：病患偏頭痛減輕，但頭暈仍在；MIDAS Grade=2。

——第三次就診：病患頭部血管搏動感改善，頭暈減輕；MIDAS Grade=2。

——第十二次就診：病患頭部血管搏動感，頭暈消失，頭痛已兩週未發作；MIDAS Grade=1，病患決定中止治療。

討論

　　流行病學方面，台灣偏頭痛的盛行率約為 9.1%，全台灣目前約有 175 萬人飽受偏頭痛之苦，尤其是 30～40 歲的女性，每五人就有一人當年有偏頭痛發作。[29]

　　偏頭痛的病患經常在其家族成員中，可以找到患有類似症狀的成員。所以，遺傳的因素可能扮演著重要的角色。另外，許多誘因會引發偏頭痛，像是壓力大、月經、服用避孕藥、失眠、抽菸、聞到一些有機溶劑等。雖然偏頭痛具有多種的特徵，但並不是所有的病患都會有，每一個人的輕重程度也不同。要診斷偏頭痛必須仰賴詳細的神經學檢查，以及對各種引起頭痛的原因作鑑別診斷。

　　造成偏頭痛的原因並不單純，它包含了一些頭部神經、血管、化學物質的相互作用。當病患接觸到某些刺激，或是中樞神經系統出現週期性變化時，這些神經、血管會產生反應；當這種反應造成腦部血管收縮時，就可能造成一些神經學的症狀；當頭部的血管擴張時，因為這些血管對痛很敏感，於是就造成了搏動性的疼痛。

　　治療方面可分「急性治療」與「預防治療」兩部分。急性治療是指疼痛發作時，不論是偏頭痛或叢發性頭痛，都可以使用麥角胺（Ergotamine）或翠普登（Triptans）等藥物。在預防治療方面，兩種頭痛皆可用降血壓藥物、抗癲癇藥物或抗憂鬱劑來治療。預防用藥一般要持續二到三個月，待頭痛結束再逐漸停藥。[28]

　　中醫認為，偏頭痛的病因可大分為以下四種證型：

- **風寒侵襲、脈絡瘀阻：**方用「川芎茶調散」加減。
- **情志過極、氣滯血瘀：**方用「天麻鉤藤飲合桃紅四物湯」加減。
- **飲食所傷、痰濁中阻：**方用「半夏白朮天麻湯」加減。
- **氣血陰虧、腦竅失養：**方用「四君子湯」、「四物湯」等。[30]

針灸方面，可以採用百會、太陽、印堂、風池穴等頭部穴位治療。[31]

在本病例當中，經過十二次治療，病患的偏頭痛明顯改善，MIDAS Grade 亦從 3 降到 1，已不影響生活。

> **注意事項**
>
> 　　治療偏頭痛時，請務必掌握基本 A 點、腦點，這幾個刺激點是治療關鍵。相較之下，偏頭痛的治療難度簡單，建議可多採用 YNSA，能迅速緩解病患的不適。

肢體抽動症

■ **治療醫師** 魏子軒醫師

■ 疾病簡介

　　不寧腿症候群（restless legs syndrome，RLS）與肢體抽動症（periodic limb movement disorder, PLMD）皆歸類於「睡眠相關之動作障礙」（sleep-related movement disorder），前者以感覺異常為主，後者是非快速動眼期發生動作異常（陣發性肢體抽動）為主。發病原因不明確，與多種因素都有關，例如貧血、血鐵質偏低、缺乏維他命 B_{12}、缺乏葉酸；懷孕、糖尿病病患、洗腎病患、退化性神經病變病患（如帕金森氏症）等，都是不寧腿的好發族群。

　　有上述風險因子者，也容易因為使用酒精或某些藥物（包括抗組織胺；精神科藥物「SSRI」、「SNRI」、「TCA」、「MAOI」；高血壓及抗心律不整藥物，如乙型阻斷劑、鈣離子通道阻斷劑、血管收縮素接受體拮抗劑；帕金森氏症及止暈止吐之相關藥物「Cholinesterase inhibitors」；猝睡症藥物「Orexin receptor antagonists」等）而誘發症狀或加重症狀。研究顯示，可能與攜鐵蛋白基因異常、腦部多巴胺系統功能失調、腦幹下橄欖核—大腦皮質—紅核—小腦之間的迴路異常等有關。

　　目前 RLS 和 PLMD 皆無藥物可根治，西醫治療不論原發性（找不到原因的）、還是次發性的治療，均可給予病患服用低劑量多巴胺促進劑緩解症狀，例如「Pramipexole」或

「Ropinirole」。但是，對有些人來說，這些藥物也會產生副作用，最常見是腹脹、便祕之類的消化道不舒服。次發性病因的病患，例如洗腎、缺鐵性貧血、糖尿病的病患，必須控制好原來的共病。另外，有使用到上述可能加重症狀的藥物，則須考慮使用其他替代藥物。

RLS 和 PLMD 的病患大多散布於西醫各科，其症狀絕大多數是當作其他疾病的伴隨症狀來處理。在睡眠中心做過完整的多項式睡眠檢查（PSG），或經由專業的評估而診斷出罹患 RLS 或 PLMD 的人，相對來說較少。

筆者在醫學中心訓練期間，同時接受睡眠中心的睡眠專科訓練，因緣際會下於門診收到 RLS 和 PLMD 的病患，並運用 YNSA 治療，從病患主觀描述及自身觀察到症狀的有效改善。

■ 病例

男性、62 歲、老師

主　訴　打鼾，多年來淺眠多夢。睡覺時，腳踢動，且常常在睡覺時咬到舌頭。

現病史　病患體型中等偏瘦，長期服用短效鎮定安眠藥（Bromazepam）、長效安眠藥（Clonazepam）、千憂解、降膽固醇藥，以及 C 肝、良性攝護腺肥大等藥物。病患服用助眠藥就能睡得著，但主觀淺眠多夢，白天睏睡感。因為覺得服用的藥太多顆，想嘗試其他治療來減少服藥量。有意願嘗試中醫針灸，也可配合 YNSA 診斷及治療。

治療經過

診斷

ICD-10-CM 代碼 G25.2 其他特定形態的顫抖

治療

- **合谷診斷**：無反應點
- **頸部診斷**：N/A
- **上臂診斷**：N/A
- **腹診**：N/A

刺激點

- **腦點**：腦幹點、小腦點
- **其他**：傳統針灸的雙側照海、太衝、陰陵泉、陽陵泉等穴；耳針腦點、交感神經點。

—— 第二次就診：針完一週後，病患自行回診，表示主觀感覺比較不會腳痠或被自己腳抽動擾醒，想要繼續治療。之後持續一週或兩週回診一次，一次留針 20 分鐘，並且搭配內服藥，直到筆者更換工作院所。

—— 第十七次就診：約間隔兩個月後，又繼續持續一週回診一次的針灸治療，直到 2023 年 8 月。

—— 第二十三次就診：再次來診是 2024 年 4 月，表示覺得有針灸治療還是比較好睡，持續一週回診一次，一次留針 15 分鐘，有搭配內服藥。

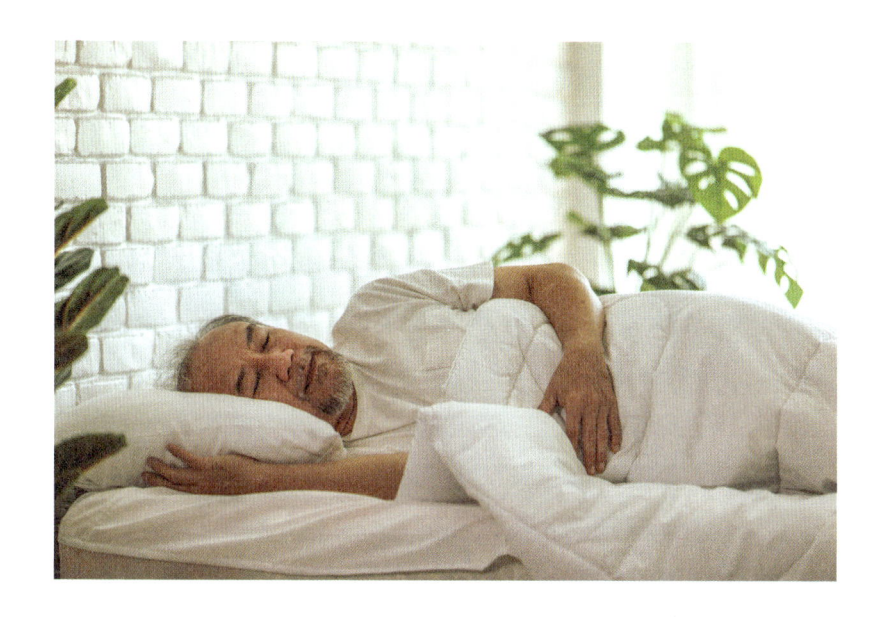

■ 討論

　　初診時,合谷診斷無陽性反應點,考慮到病理機轉,採取腦幹點、小腦點、腿部針灸。選穴主要是因為從舌脈診有蠻明顯的陰虛（舌紅苔少）,因此除了頭部取穴,也在腿部針灸作症狀治療。

　　原本預期 PLMD 已經多年且長期服用多重藥物,中醫針灸治療可能改變不大,但病患回診時主觀表示,針灸後,腿感覺比較舒服;睡覺時,腿部抽動頻率和程度減輕。因此,治則和選穴都沒有太多改變。

　　本病例為運用 YNSA 治療 PLMD 的有效案例。若一開始少了 PLMD 的相關資訊,大概會以一般的腳痠痛和失眠來處理,

但因為是 PLMD 病患，多了 YNSA 頭針為必針刺激點，腳部針數比較少。甚至，若病患主觀覺得那週睡得不錯，沒太多腿部抽動不適，腿部就只有 2～4 針或不針。

注意事項

肢體抽動症（PLMD）屬於睡眠相關之動作疾患，其診斷須藉由睡眠檢查室的多項式睡眠檢查（polysomnography, PSG），大部分中度以上的病患須服用神經科用藥來緩解症狀。症狀輕度的病患有機會可以單靠 YNSA 治療得到緩解，而不必規律服用西藥。

然而，對於中重度的肢體抽動症病患，YNSA 在此病比較是作為輔助治療的角色，包括減少藥量和緩解不適以改善生活品質。很多病患會期待可以完全不吃藥，但是神經科的藥物是否減量，仍須遵照醫囑，不建議自行減藥 / 停藥，或貿然完全單用 YNSA 取代原本的西醫治療。

不寧腿症候群

■ **治療醫師** 魏子軒醫師

■ 疾病簡介

不寧腿症候群是一種主觀感受的疾病,它仍有基本的臨床診斷條件,至少以下條件是必須完全符合的。

一、手或腳(以腿部最常見,但不限於腿部)常有一種難以言喻的痠軟(像是蟲爬、很深處、難以定位的)、不舒服感覺。

二、這種感覺總是在靜止休息時發生。(靜止休息包含身體與精神上的平靜狀態、並非睡著,例如打遊戲或聊天時,並不算靜止。所以,即使長時間坐著不動,也不會出現症狀。)

三、因為這種不舒服而會有一種衝動,要扭動、用力一下患處肌肉以暫時緩解,一旦停下,痠的感覺會再度出現。(可以與糖尿病的末梢神經病變是持續存在、且不會有移動的衝動作區別。)

四、症狀在晚上準備睡覺時會特別明顯,但症狀嚴重的病患,可能整天都會有。(可能連針灸留針都撐不過 10 分鐘。)

◎ 病理機轉請參閱肢體抽動症。

■ 病例

> 男性、30 歲、學士後中醫學生

主　訴　入睡困難。快睡著時，腰和腳感到特別不舒服的情況持續已久。

現病史　病患是來台學中醫的日本人，初診時主訴長期淺眠、頻醒、多夢、淺眠。國考後，睡眠狀態有好轉一些，但仍會半夜頻醒。反覆腰痠，將入睡時，容易感到腿痠、緊繃，必須不斷轉側身體、拉伸後才能舒緩。姿勢性蹲站時會頭暈，四肢末稍不暖。病患的身高 184.1 公分，體重 67 公斤，身材瘦高。

半年前，曾因情緒沮喪憂鬱而瘦到 59 公斤，在經過心理諮商與搭配飲食營養調整後，食慾改善，但因學業繁重，經常感到睡眠不足，曾在考完試後，在考場暈厥。

病患在小時候曾診斷出心臟瓣膜閉鎖不全；國中時，因練習體操有腰部過伸、手指骨折、腳背骨折等多次外傷史。病患的父親有腎病。病患感覺睡不好的情況愈來愈嚴重，甚至影響到白天的精神和夜間讀書的學習效率，想親自嘗試中醫針灸，對 YNSA 診斷及針法也很有興趣。

■ 治療經過

診斷

ICD-10-CM 代碼 R25.9 未明確的異常不自主運動（Unspecified abnormal involuntary movements）

治療

- **合谷診斷**：右腦點、右頸椎、右腰椎、左胸椎
- **頸部診斷**：N/A   • **上臂診斷**：大腦、腰
- **腹診**：N/A

刺激點

- **基本點**：右A點、右B點、右D點、左E點
- **腦點**：腦幹點
- **其他**：傳統針灸的雙側照海、太衝、太溪、內關等穴；耳針腦點、交感神經點、心、神門。

——**第二次就診**：針完一週後，病患自行回診，表示針完那天就很放鬆，很快入睡，多夢情形減少，也不記得夢境。腰痠改善很多，入睡前的雙腿痠軟伴隨移動衝動，也沒有發作。姿勢性蹲站已不會頭暈，手腳也較溫暖。

治療

- **合谷診斷**：腦點、頸、胸
- **頸部診斷**：心、肝、腎   • **上臂診斷**：大腦
- **腹診**：N/A

刺激點

- **腦點**：大腦點、A點、E點、腦幹點、Y點的心、肝、腎
- **其他**：傳統針灸的雙側照海、太衝、太溪、陽陵泉、內關等穴；耳針腦點、交感神經點。

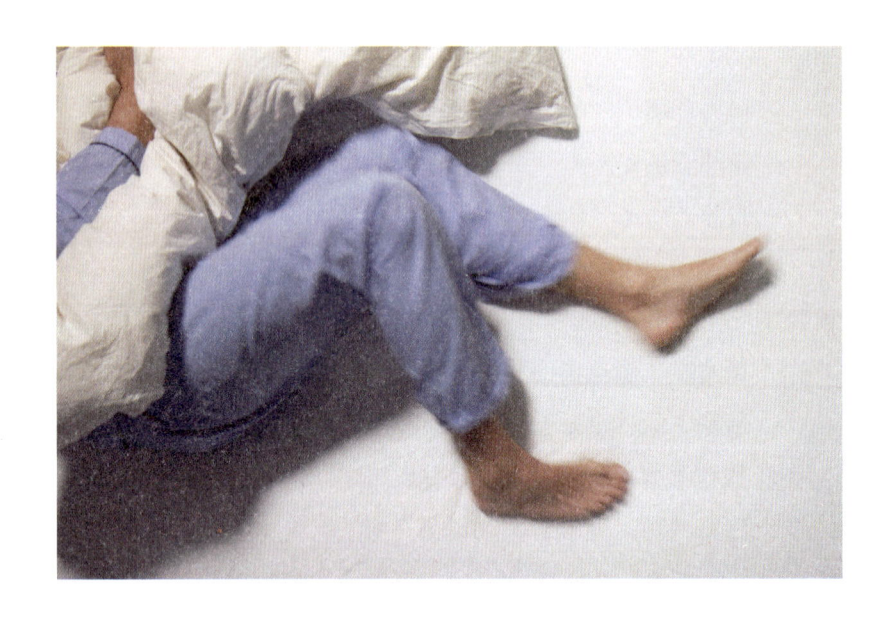

之後數個月持續一週或兩週回診一次,一次留針 20 分鐘,不一定會搭配內服藥,直到筆者更換工作院所。

■ 討論

初診時,合谷診斷腦點、胸、腰有陽性反應點,取陽性反應的一側相對應的大腦點、E、D。另外,考慮到病理機轉,採取腦幹點。腿部針灸選穴主要是因為從舌脈診判斷有心肝腎陰虛;肝腎經穴位選腿部的,同時也是考量直接在腿部針灸,可以作症狀治療。

初診時進行 YNSA 治療,留針 20 分鐘。取針時,病患表示腰痠緩解。顯示即使是已有很長一段時間的肢體痠痛,YNSA 治療也能有立即性的效果,可能是因為該痠痛是屬神經系統病灶造成的功能異常,而 YNSA 擅長應用特殊診斷法,找出相對應神

第五章　神經科

經刺激點作處理。

　　本病例為運用 YNSA 治療不寧腿症候群的有效案例。數個月的治療期間，發現陽性反應的刺激點似乎以兩到三週為週期，會有一次改變。以合谷診斷為例，腦點是幾乎每次都有陽性反應，但胸、腰漸漸變成頸、胸，然後剩下頸。頸部診斷也是一開始有陽性反應，到後期就沒有再出現。因此，原本不寧腿症候群的症狀，到後面變成像單純是頸項痠痛和難入睡的症狀治療，典型的不寧腿症狀（靜坐休息和睡前，雙腿痠軟伴隨移動衝動）幾乎沒有出現。

　　YNSA 用在治療不寧腿症候群，治療當下就有明顯緩解。對中醫師來說，還能搭配傳統中醫的選穴、中藥處方。若病患後續沒有其他誘發或加重症狀的因素，預期以一週一次的治療頻率來說，第二次回診之後，就可以維持療效至少一週以上。以 YNSA 作為主要療法的優點，主要因為是使用刺激點少，病患能主觀的很快感受到療效，若再搭配一般的中醫治療，可以預期維持較久的療效。

注意事項

　　有鑒於現代人日常生活很常見疲勞的腿痠，這些腿痠也可能會在準備休息睡覺時，感覺特別明顯。另外，許多疾病也都會造成腿痠、腿內有蟲爬鑽動感等症狀。因此，一開始的鑑別診斷很重要，必須優先排除其他病因或優先治療該病，而非有類似症狀、就判斷為不寧腿症候群，並針對此症作治療。

中風後遺症／肩手症候群

■ **治療醫師** 陳玠廷醫師

■ 疾病簡介

　　67歲的宋先生，因左側基底核出血住院。出院後，右肩僵硬疼痛逐漸加重，伴隨右手掌指緊繃，抓握不利。肩痛症狀嚴重，影響復健治療，甚至影響夜間睡眠，故前來中醫門診就診。經YNSA配合局部穴位治療，疼痛明顯緩解，生活品質也改善許多。

　　肩關節手症候群（shoulder-hand syndrome, SHS）是一種慢性疾病，通常在中風、心臟病發作或肩部外傷等疾病或事件後發生。它以疼痛、僵硬和腫脹為特徵，通常影響上肢。約有20～40%中風病患會出現肩關節手症候群，通常在中風後的1～6個月內發生，但也有可能在中風之後更長一段時間才發生。

　　根據研究，這種病症常見的原因可能來自於交感神經過度活化[32]，以及神經系統的發炎反應[33]。在現代醫學方面，經常採用如藥物治療、早期物理治療介入[34]、鏡像治療[35]以及經顱磁刺激等方法[36]，皆可以改善疼痛，同時提高生活品質。

第五章 神經科

■ 病例

男性、67 歲、農夫

主　訴　右肩疼痛自兩個月前開始逐漸加重。

現病史　67 歲的宋先生，有高血壓及高血脂病史。三個月前，病患因意識改變、頭暈、倦怠、右側肢體麻木且無力，由家人陪同至急診就醫，診斷為「左側基底核出血」。經住院及復健治療後，症狀逐漸改善，但出院後，右肩僵硬疼痛逐漸加重。右肩活動受限，外展及後伸不利，伴隨右手掌指緊繃，抓握不利。右肩疼痛嚴重，影響復健治療，甚至影響夜間睡眠，故前來中醫門診就醫。

■ 治療經過

診斷

　　ICD-10-CM 代碼 M54.2：肩關節炎、M65：滑膜和肌腱疾患、肩關節手症候群

治療

- **合谷診斷**：右頸椎、右胸部
- **上臂診斷**：右頸椎、右胸椎、右小腦、右腦幹
- **頸部診斷**；右腎臟

刺激點
- **基本點**：右A點、右C點、右E點（以E區壓痛明顯的位置為主）
- **腦點**：右大腦點、右小腦點、腦幹點（1~2針，小腦點上有明顯壓痛點）
- **Y點**：腎點
- **I點刺激區**：手掌點、手肘點
- **其他**：右側上半身master key point、針灸右側手肘診斷點壓痛明顯處、右側合谷診斷點壓痛明顯處

——**第一次就診**：針完頭部YNSA的部分後，病患表示肩膀疼痛及緊繃的感覺，少了約三成，右側手肘及合谷診斷點，壓痛仍有、但範圍明顯減少。根據個人經驗，加針右肘及右合谷局部剩餘壓痛點。

——**第二次就診**：病患反應肩痛症狀較減輕，但第二天症狀即復發。手部緊繃抓握不利的感覺，倒是減輕許多，因此維持原本治療方向，主要取以上治療點，根據壓痛的位置，略為調整。然後，配合病患的要求，在右肩、肘、腕部取局部穴位，約3～4針，配合治療，針灸完一個療程。

——**第六次就診**：病患表示，疼痛已不再困擾睡眠。

——**第十八次就診**：肩膀活動範圍改善多，右手掌精細動作也恢復許多。

■討論

　　在流行病學上，中風後約有 20～40% 的人會出現肩關節手症候群，其中女性比男性機率更高，年紀大的病患更容易出現這個症狀。心臟病、糖尿病、帕金森氏症等慢性病，也會提高肩手症候群的發生率。[37, 38, 39]

　　根據研究，左腦中風的病患，罹患肩手症候群的機率會提高 2～3 倍[40]，常見症狀為上肢的疼痛、僵硬和腫脹。病因如前面所述，與交感神經過度活化、神經系統發炎有關。除了肢體疼痛僵硬之外，也常見伴隨焦慮、憂鬱、疲勞等精神相關問題。

　　YNSA 確實對治療中風後遺症有相當不錯的療效，並且經過頭皮針治療之後，配合患側局部活動可以更加確實療效，並適當改變治療方向。

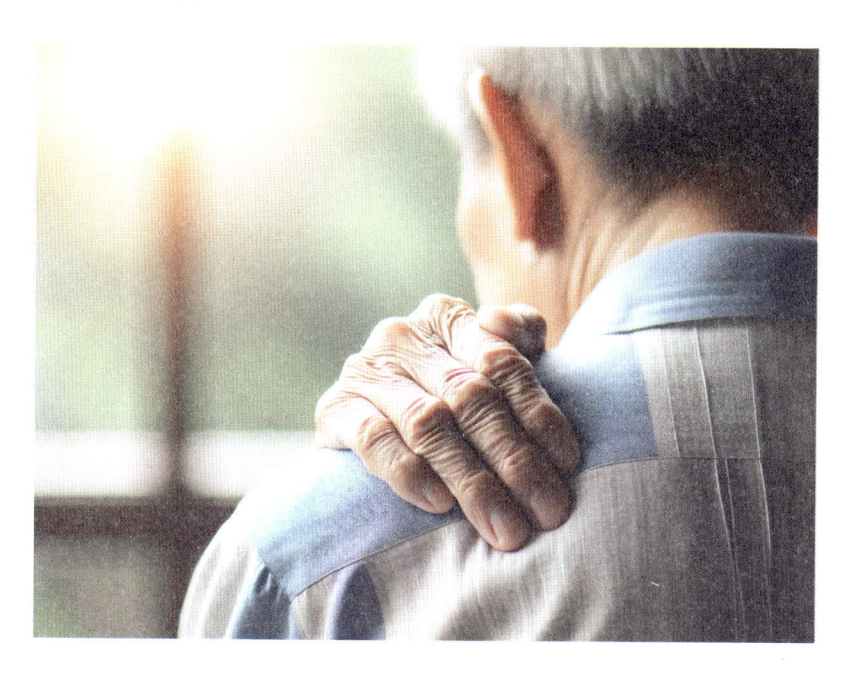

肩手症候群常常出現在剛中風後、剛出院的病患身上。病患常會表示，住院期間，肢體無力的情況明明已逐漸恢復，但是出院後，肩膀卻又痛起來，於是很難配合原本的物理治療。這種「好不容易出院，結果卻惡化了」的感覺，往往會造成病患的焦慮及沮喪。因此，治療上必須注重給予安慰及耐心傾聽，加上以YNSA給予即時性的疼痛控制，加強病患信心，對整體治療幫助會很大。

> **注意事項**
>
> 　　肩部疼痛症狀，透過合谷診斷及頸部診斷，在基本A點、Y點、I點找到壓痛點下針，效果相當明顯。
>
> 　　根據筆者經驗，在肘部及合谷診斷點、壓痛及筋結明顯處下針，對肩痛症狀也會有明顯改善。如果肘部有明顯壓痛點，在對側膝蓋陰陵泉處找看看，也會有一個明顯的壓痛點。針灸該處對肩痛也會有明顯改善。

第六章
耳鼻喉科

突發性耳聾

■ **治療醫師** 高資承醫師

■ 疾病簡介

63 歲的童先生是一名藍領階級的工作者,近期的工作量非常大,在繁重的壓力之下,身體開始出現不適。約莫在一週前,因左耳聽不太到聲音而就診。經診斷發現是「突發性耳聾」,透過友人的介紹,接受 YNSA 治療之後,童先生的聽力終於獲得好轉。

突發性耳聾(sudden sensorineural hearing loss, SSHL)[41] 為耳鼻喉科的急症,發生率約 5 ～ 20 人／每 10 萬人,定義為在三天內連續三個頻率的聽力下降超過 30 分貝。[42,43,44] 此急症可能造成永久聽力喪失,以及影響病患的專業能力。

突發性耳聾除了造成聽力減退以外,也會伴隨耳鳴、耳朵悶塞感、頭暈、噁心等症狀。根據大型研究指出,突發性耳聾通常發生在 40 ～ 55 歲,占總人數的 39.5%;18 ～ 30 歲則占 16%,男女發生機率均等。[45,46]

■ 病例

> 男性、63 歲、體力勞動者

主　訴　左耳聽力下降已一週。
現病史　病患突然感覺左耳聽力下降、耳鳴、耳朵悶塞感,經耳鼻喉科醫師判定為「突發性耳聾」。然而,病患拒絕接受耳內類固醇注射治療。

■ 治療經過

診斷

ICD-10-CM 代碼 H9122 左側耳突發性自發性聽力喪失

治療

- **合谷診斷**:右頸椎
- **上臂診斷**:右頸椎、腦幹、大腦
- **頸部診斷**:右腎臟

刺激點

- **基本點**:左、右 A 點
- **感覺點**:右耳鳴 1-4 點
- **腦點**:右大腦點
- **腦神經點**:左、右前庭耳蝸神經點(CN8)
- **Y 點**:右腎臟點
- **其他**:特別耳鳴點、右點

——第二次就診：左耳已經可以聽到電話聲。
——第四次就診：左耳耳鳴消失。
——第七次就診：聽力已恢復至 18 分貝，經由耳鼻喉科醫師判定痊癒。

■ 討論

流行病學方面，根據德國在德勒斯登市的統計，耳中風發生率為 160 人／每 10 萬人。[47] 發生原因無法確定，醫師多半認定為病毒感染或不明原因。[48] 如果病患在兩週內聽力無進步，而聽力減退持續 2～3 個月以上，很有可能變成永久性聽力喪失。[49]

以前對突發性耳聾所做的系統性研究、且可被證實有實際效果的，只有類固醇治療。[47] 雖然口服皮質醇並非十分有效且無強力證據支持，但它仍是突發性耳聾的第一線治療方法。[50] 若類固醇治療無效，也有醫師會採用耳內注射「Dexamethasone」來治療。[52]

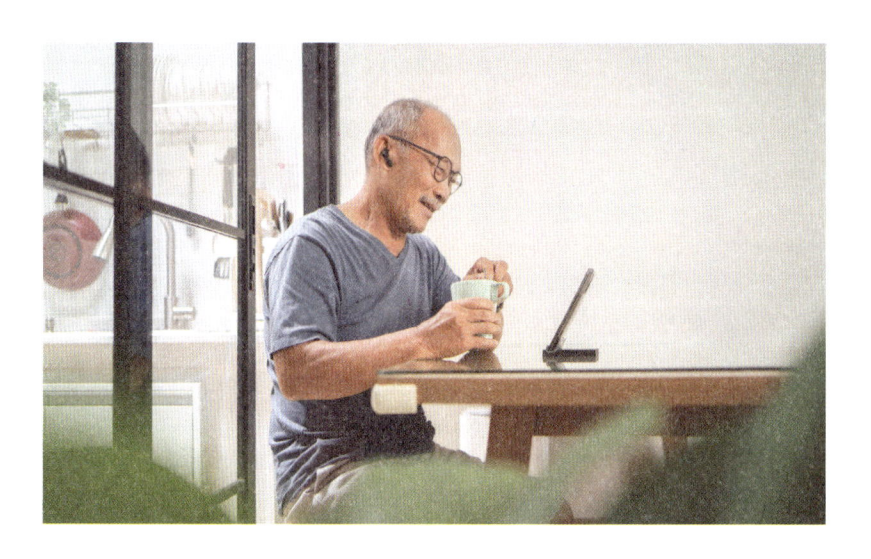

目前已經有論文，發表有關運用傳統針灸來改進晚期突發性耳聾的聽力。Yin 與其團隊收集了 17 位病患，其中八位病患的聽力提升超過 20 分貝。[51] 另一篇論文則收集了 63 位罹患突發性耳聾、超過一個月以上的病患，在一個月當中治療十四次以後，平均聽力增加了 17 分貝。[53] 這兩個研究清楚的顯示，傳統針灸對於晚期突發性耳聾可能具有療效。

在其他的研究當中，針灸亦可以改善早期突發性耳聾。Nanbin Huang 發表了兩位罹患突發性耳聾一週的病患，他們分別使用電針治療五天與七天，病患的聽力也有恢復。[53]

綜上所述，傳統中醫針灸可以改善突發性耳聾的症狀，而有關 YNSA 治療突發性耳聾的療效，統計上優於傳統中醫針灸。[54]

在本病例當中，病患在七次治療內，純音聽力檢查表（PTA）顯示聽力進步了 52 分貝。本病案的進步幅度，遠超過之前使用傳統針灸治療突發性耳聾的 20 分貝與 17 分貝，可推測 YNSA 治療突發性耳聾的療效優於傳統針灸。

注意事項

治療突發性耳聾時，請務必掌握耳鳴點以及左、右前庭耳蝸神經點（CN8），這幾個刺激點是治療關鍵。

根據台北榮總經驗，突發性耳聾於發病兩週內，修復效果最好，而筆者的經驗也相同。筆者治療過的突發性耳聾痊癒病患，絕大多數都在發病兩週內，同時接受中西醫治療；兩週後至一個月內，修復機率降低；一個月後，痊癒人數極少。

筆者建議，若醫師接到突發性耳聾病患，請務必要求病患盡早接受西醫合併 YNSA 治療，如此一來，才能把握聽力修復的黃金時間。

突發性耳聾的耳悶塞後遺症

■**治療醫師** 魏子軒醫師

■ 疾病簡介

突發性耳聾是從英文「sudden deafness」直接翻譯過來的，它正式的名稱是「突發性感音性聽損」，臨床定義是三天之內，純音聽力檢查的閾值連續三個頻率，平均損失 30 分貝以上。

突發性耳聾的病因相當多而複雜，八成以上均病因不明，可能是耳蝸神經性毛細胞損傷、內耳缺血性病變，也可能是中樞神經的聽覺系統變異。已知的可能原因非常的多，有急性病毒感染、內耳缺血性病變、使用到耳毒性藥物、梅尼爾氏症等周邊性內耳疾患；以及小腦橋腦角腫瘤、多發性硬化症、腦幹血管耳分支阻塞性中風等中樞神經疾患。其他還有耳梅毒、甲狀腺功能異常、自體免疫疾病等，屬於全身性疾患相關的聽覺損傷表現。教科書及文獻上可搜尋到的病因有幾百種，令人沮喪的是，這些有較明確病因的突發性耳聾病患只占 10～20%。也就是說，絕大部分病患的致病原因都無法明確，也導致治療上不小的困擾。

在安排治療前，都會先排除傳導性聽損的一些病因，例如耳垢栓塞、急慢性中耳炎等。因為這類病因治癒機會較高，也較無急迫性。此外，並非所有的突發性耳聾都會導致全聾，也不一定伴有眩暈或耳悶塞。但是，由於感音性聽損傷多半涉及神經系統，而聽覺神經系統是所有組織中最脆弱、修復能力最差的，若未能在黃金治療期兩週之內確診並接受治療，預後就很差。

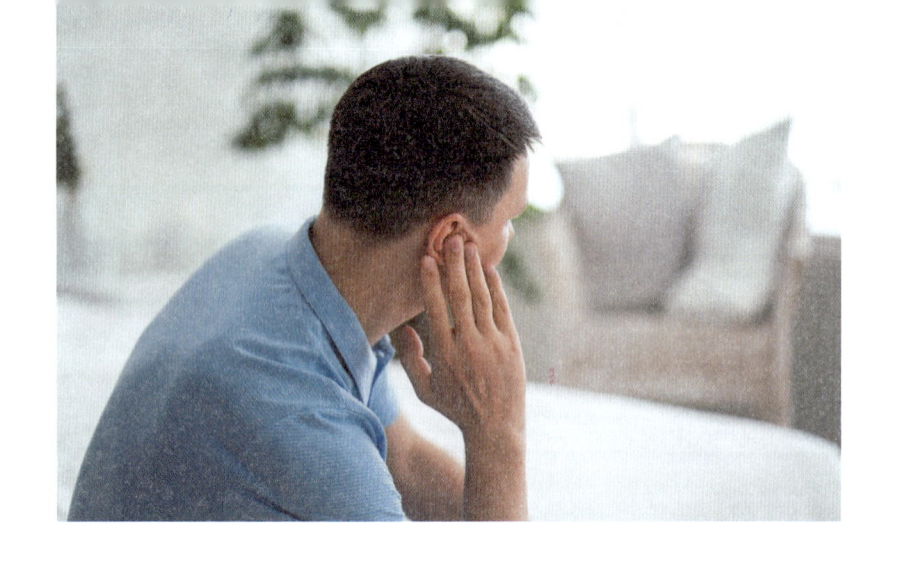

突發性耳聾預後的因子，包括從發病至開始治療的間隔時間、聽力損傷的嚴重度、是否為低頻聽損、有無伴隨眩暈、年齡大小，以及病患是否同時有糖尿病、高血壓、高血脂、尿毒症須洗腎等相關疾病。統計上，在發病一週內開始治療的效果最佳，最遲不要超過兩週，約 1/3 可治癒，1/3 會改善，而 1/3 治療無效。這也是突發性耳聾之所以被稱為耳鼻喉科急症的原因。

　　目前醫界公認最可能有效的藥物應該是類固醇，因為它在許多可能的致病機轉中都有療效。類固醇必須短期內給予高劑量，可以經由靜脈注射或口服方式全身性給予，也可以經由耳內注射至中耳，使高濃度的藥劑滲透入內耳。此外，有時也會配合給予血漿擴張劑（Dextran）及血管擴張劑，來幫助增加內耳的血液循環。臨床有報告，針對治療效果較差的病患，以高壓氧療程增加其內耳血液含氧量，或許可以改善聽力。不過，療效仍未明。

　　目前對於突發性耳聾的論文，多半屬於西醫的復健治療或中醫的傳統針灸，運用 YNSA 來治療突發性耳聾的研究文章相對較少。筆者曾有一位因不明原因導致右耳突發性耳聾的病患，在經西醫治療三個月之後，右耳聽力除了高頻聽力恢復之外，仍

持續有嚴重的耳悶塞感,主觀上覺得影響到聽力與日常生活,經 YNSA 治療得到有感的改善,也表示生活品質獲得提升。

■ 病例

男性、37 歲、從事業務工作

主　訴　右耳悶塞感已一週。

現病史　病患體型中等,有糖尿病病史,服西藥控制良好,因右耳突發性耳聾就診。病患回想,在病發前兩週就有反覆的暫時性耳鳴、眩暈,忙碌疲累時加重,但都會自行恢復。右耳突發性耳聾發生時,在一週內至耳鼻喉科就醫,經檢查其右耳聽力嚴重損傷,持續於西醫接受突發性耳聾的常規西藥治療,患耳聽力的日常生活頻段恢復至正常,唯高頻聽力嚴重損傷,聽力閾值在 70～80 分貝以上(正常聽力是 25 分貝或以下),類似提早退化的聽力,且深受患耳悶塞感困擾。

病患於病發三個月後,因西醫治療耳悶塞感沒有減輕,自行上網查到 YNSA 資訊,前往台北高資承醫師的中醫診所接受 YNSA 治療,治療十二次後,感覺耳悶塞感減輕。因工作和居住地在台中,轉介至本診所繼續接受 YNSA 的治療。

■ 治療經過

診斷

ICD-10-CM 代碼 H9121 右側耳突發性自發性聽力喪失

治療
- **合谷診斷**：無反應點
- **頸部診斷**：N/A
- **上臂診斷**：N/A
- **腹診**：N/A

刺激點
- **感覺點**：口點、鼻點（雖然病患不覺得有鼻塞、但鼻音重）、右側耳鳴點 1-4
- **腦點**：左、右前庭耳蝸神經點（CN8），腦幹點、小腦點
- **其他**：傳統針灸的右側養老、合谷、中渚、雙側迎香等穴；耳針咽喉點、耳點、交感神經點、神門。

—— 第二次就診：針完到隔天，耳悶塞感減輕，之後又會出現，療效大概維持 2～3 天。

—— 第八次就診：耳悶塞感減輕，時有時無，療效約維持一週。

病患在本院治療的前三個月，一週治療三次，一次留針 20 分鐘，未搭配電針和內服藥。前兩週加減搭配傳統針灸的手部、鼻部穴位，因病患覺得沒有針傳統針灸穴位時，感覺比較好，因此後續皆完全以 YNSA 治療。

每次回診時，會詢問病患耳悶塞減輕的感受。一開始，病患表示針完到隔天，耳悶塞感減輕，之後又會出現，療效大概維持 2～3 天。治療一個月後，療效逐漸能拉長到一週或以上，且耳悶塞感時有時無。

■ 討論

　　初診時，右耳有悶塞感，明顯不適，無伴隨眩暈、無鼻塞、咽喉不適。後續回診於合谷診斷時，左腦點、頸、胸、腰，較頻繁出現陽性反應，則相對應採用左側大腦點 A、B、D、E。冬季寒流期間，偶有鼻塞、感冒症狀，則增加五官點的口點、鼻點。

　　後三個月改為一週治療 1～3 次（治療頻率是與病患溝通後，依據耳悶塞的發作與否，自行調整治療頻率）。耳悶塞偶爾發作，程度已大幅減輕，情緒起伏較大、壓力大時較容易發作。

　　本病例為運用 YNSA 治療突發性耳聾引發耳悶塞後遺症的有效案例。病患也表示，原先伴隨患耳症狀的焦慮、恐懼擔憂，因症狀緩解而消失。對於 YNSA 治療耳悶塞有感改善，目前當作保養療程，偶爾暫時的悶塞感也會自行減緩，頻率改為一週或數週回診一次。

　　比較病患治療前（初次病發 2023/3/30）右耳 8kHz 重度聽力損傷，與單用 YNSA 治療約 14 個月後（2024/12/3），右耳 4kHz 中度聽力損傷，耳悶塞發作頻率減少，程度減輕許多，偶爾才有輕微耳悶。

注意事項

　　在突發性耳聾病發後超過兩週以上才開始單用 YNSA 治療，仍對異常耳悶感有療效，後續症狀好轉而降低治療頻率，耳悶感也不會反彈加劇。這可能源於病患在病發後，即時於黃金治療期內開始治療（西醫耳鼻喉科常規治療），提高了後續治療伴隨症狀的治癒率，原本預期不會進步的聽力也有顯著改善。因此，掌握黃金治療期與及早介入治療仍是最重要的關鍵。

前庭神經炎

■ **治療醫師** 高資承醫師

■ 疾病簡介

35歲的陳小姐是一名坐辦公室的上班族，數日前突然頭暈，經耳鼻喉科判定為「耳石脫落」或「前庭神經炎」。在耳石復位後，症狀雖有改善，但症狀反反覆覆，因此前來本院就診。

前庭神經炎是一種平衡系統的疾病。當前庭神經受到損傷，如頭部外傷，或最常見的神經發炎時，損壞的神經會導致嚴重的眩暈、頭暈、噁心、嘔吐等，以及嚴重的行走困難。

前庭神經炎最常見在病毒感染後，而且通常持續三天到一週以上。因此，發病以前，常有一些類似感冒的症狀，嚴重症狀會隨著時間而改善。[55]

■ 病例

女性、35歲、上班族

主　訴　頭暈數日。

現病史　病患突然頭暈，經耳鼻喉科判定為「耳石脫落」或「前庭神經炎」，西醫採取耳石復位與服用止暈藥物。初期服用藥物後，症狀緩解；但藥效過後，頭暈復發，體力下降；發病前，曾扁桃腺紅腫。

過去病史　接種 AstraZeneca 第二劑疫苗後，雙耳耳鳴。

■ 治療經過

診斷

ICD-10-CM 代碼 H8123 雙側前庭神經元炎

治療

- **合谷診斷**：左、右頸椎
- **上臂診斷**：左腦幹，左、右小腦
- **頸部診斷**：右脾臟

刺激點

- **基本點**：左、右 A 點
- **感覺點**：左、右耳點（陰）
- **腦點**：腦幹點，左、右小腦點
- **腦神經點**：左、右前庭耳蝸神經點（CN8）
- **Y 點**：右脾臟點

—— 第二次就診：頭暈改善，但仍有噁心嘔吐。
—— 第三次就診：頭暈、噁心嘔吐消失，體力增加，稍微有胃腸脹氣。
—— 第六次就診：症狀完全消失，病患決定中止治療。

■ 討論

前庭神經炎通常會持續三天至一週以上，視發炎程度而定，治療重點在於緩解暈眩、嘔吐等症狀，待病患的免疫功能逐漸恢

復,讓炎症自行消退。若病情輕微,醫師可能會透過靜脈或肌肉注射給予抗暈眩的藥物,並輔以止吐劑;若症狀嚴重,病患完全無法站立、行走或正常進食,頻繁嘔吐且脫水,則需要住院打點滴或注射營養針,補充體力。

針對急性且嚴重的前庭神經炎,目前醫界也嘗試使用類固醇或抗病毒藥物治療。實際的治療方式為何,仍須由臨床醫師判斷決定。[56]

中醫方面,眩暈在中醫文獻當中,可歸類為氣血虧虛、肝陽上亢、痰濕內組等分型。對於眩暈的病患,使用針灸與中藥均能改善症狀。[57]

然而,前庭神經炎症狀容易反覆發作,病患常自述服用藥物後,症狀緩解。但是,藥效過後,眩暈就會復發,影響日常生活品質。

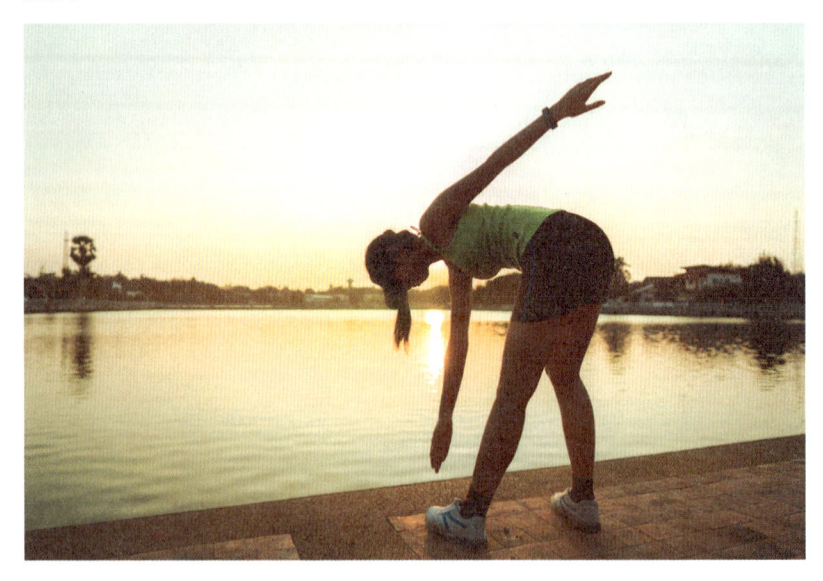

在本病例當中，病患在六次治療內，眩暈等症狀快速改善。經 YNSA 治療第三次，眩暈與噁心嘔吐即消失；治療第六次時，病患即無症狀，可推測 YNSA 對於前庭神經炎療效十分顯著。

> **注意事項**
>
> 　　治療前庭神經炎時，請務必掌握耳點、小腦點以及左、右前庭耳蝸神經點（CN8），這幾個刺激點是治療關鍵。
>
> 　　根據筆者經驗，在處理前庭神經炎時，不須合併中藥治療，僅採用 YNSA 即可讓病患痊癒，治療難度較低。

梅尼爾氏症

■**治療醫師** 高資承醫師

■ 疾病簡介

　　75 歲的黃女士是一名退休人士，半年前出現頭暈、耳鳴的現象，經診斷發現是「梅尼爾氏症」，服用藥物後症狀改善，但藥效過後隨即復發，且耳鳴無變化。經友人介紹、接受 YNSA 治療之後，黃女士的聽力終於獲得好轉。

　　梅尼爾氏症又稱為「內淋巴水腫」，是造成陣發性旋轉性眩暈的常見原因之一，最常發生在 30～50 歲的成年人。本病的三個典型症狀是旋轉性眩暈、耳鳴、時好時壞的感覺神經性聽力喪失。發病早期，可能只有其中的一項或兩項症狀出現，2/3 的病人以眩暈為主要症狀。不過，本病的確定診斷，必須在三項症狀都出現的條件下，才能成立。[58]

　　到目前為止，還沒有任何一種實驗室檢查可以確定診斷。所以，病患的詳細病史和基本的理學檢查非常重要。病患常常會經歷一陣難忘的天眩地轉，伴隨噁心、嘔吐、聽力障礙、耳鳴、耳朵悶塞感等症狀。

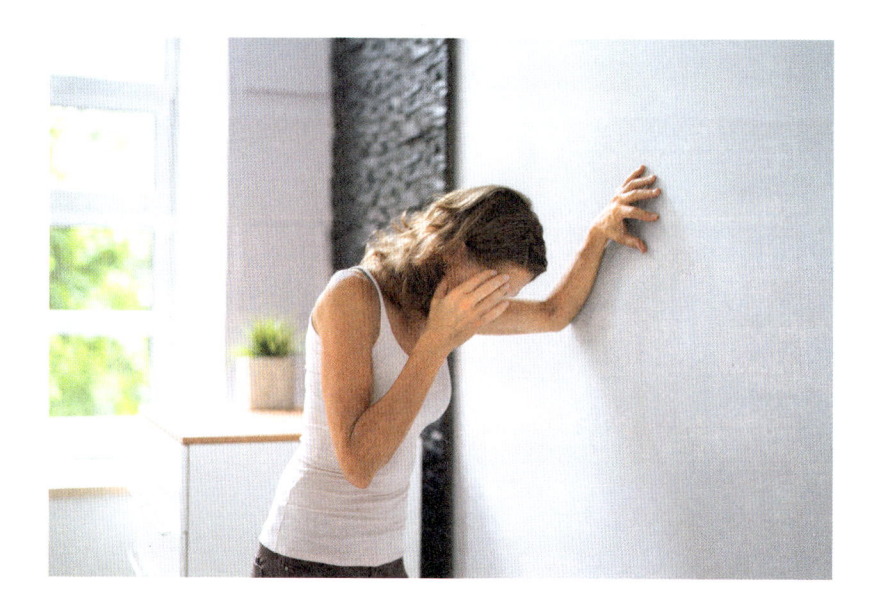

■ 病例

女性、75歲、退休

主　訴　頭暈已半年。
現病史　病患突然感覺頭暈、耳鳴、走路不穩；純音聽力測試中，左耳聽力稍微下降，但聽力未知。經耳鼻喉科醫師判定為「梅尼爾氏症」。

■ 治療經過

診斷

　　ICD-10-CM 代碼 H8102 左側耳梅尼爾氏症

治療
- **合谷診斷**：左頸椎
- **上臂診斷**：左大腦，左、右小腦
- **頸部診斷**：右脾臟

刺激點
- **基本點**：左 A 點
- **感覺點**：右耳點
- **腦點**：左大腦點、右小腦點
- **腦神經點**：右前庭耳蝸神經點（CN8）
- **Y 點**：右脾臟點
- **其他**：N/A

——第三次就診：頭暈、耳鳴均有改善，走路較為穩定。
——第六次就診：頭暈、耳鳴消失。純音聽力測試後，左耳聽力恢復正常。

■ 討論

　　流行病學方面，發生率為每 10 萬人有 10 ～ 150 人，約 25 ～ 35% 的病患會產生雙側病變。[59] 大部分的梅尼爾氏症可以利用藥物來加以控制解決，包括「Benzodiazepines」、「Diphenhydramine」、「Betahistine」等組合治療，但是有少部分病患必須長期依賴藥物，影響其日常生活品質甚大。

　　中醫方面，梅尼爾氏症屬「眩暈」範疇，從辨證上來區分，

大致可以區分為以下四種：

- **肝陽上亢**：方用「天麻鉤藤飲」加減。
- **氣血虧虛**：方用「歸脾湯」加減。
- **腎精不足**：方用「左歸丸」或「右歸丸」加減。
- **痰濁中阻**：方用「半夏白朮天麻湯」加減。[60]

傳統針灸方面，可採用懸鐘、翳風、耳門、百會、風池、攢竹等穴治療。[61]

綜上所述，傳統中醫針灸可以改善梅尼爾氏症的症狀。在本病例當中，病患在六次治療內，療效進步迅速。運用 YNSA 治療約一個月的時間內，且並未服用中藥的狀況下，病患的頭暈與耳鳴均快速改善，聽力亦有效修復。

> **注意事項**
>
> 治療梅尼爾氏症時，請務必掌握耳鳴點、小腦點、CN8，這幾個刺激點是治療關鍵。YNSA 對梅尼爾氏症的治療效率高、療效十分顯著，值得參考與運用。

耳鳴

■ **治療醫師** 高資承醫師

■ 疾病簡介

37歲陳小姐是一名上班族，近期因不明原因導致耳鳴，接受中西醫治療後，症狀無明顯改善。經友人的介紹下，前來本院接受 YNSA 治療。

耳鳴大部分是一種良性且無害的症狀，一部分是其他疾病或狀況所引起。

- **鼻部問題**：鼻子有發炎，像是過敏性鼻炎、鼻竇炎等。因為鼻子有耳咽管和耳朵相通，一旦阻塞，就可能加重耳鳴狀況。
- **睡眠障礙**：睡不好是耳鳴常見的原因，有七成以上耳鳴病患會出現睡眠障礙。中年男性容易有呼吸中止症候群，或四、五十歲的女性因更年期荷爾蒙改變影響睡眠。通常調整睡眠狀況，就能改善耳鳴。
- **藥物副作用影響**：部分藥物有耳毒性，尤其是抗生素，可經由醫師評估用藥後，改善耳鳴症狀。
- **情緒、精神問題**：耳鳴的人常焦慮、緊張，心理精神問題多。必要時，須轉介至身心科。[62]

然而臨床上，耳鳴大多為不明原因所致，有時伴隨耳朵悶塞感、聽力下降等症狀，判定原因相當困難。

■ 病例

> 女性、37 歲、上班族

主　訴　左耳耳鳴已一週。

現病史　病患突然感覺耳鳴，自覺有收音機的電流聲音，以及火車經過的聲響，稍微頭暈、聽力下降。

實驗室診斷　左耳聽力：250Hz=40dB、500Hz=30dB、1000Hz=10dB、2000Hz=15dB、4000Hz=20dB、8000Hz=30dB。

* Hz 為赫茲，也就是頻率的單位，數值越小、頻率越低、聲音越低沉。而正常聽力為 25 分貝（dB）以下，數值越小越好。

■ 治療經過

診斷

　　ICD-10-CM 代碼 H9312 左側耳耳鳴

治療

- **合谷診斷**：左頸椎　• **上臂診斷**：右腦幹、大腦
- **頸部診斷**：N/A

刺激點

- **基本點**：左 A 點　• **感覺點**：左耳鳴 1-4 點
- **腦點**：腦幹點、右大腦點
- **腦神經點**：左、右前庭耳蝸神經點（CN8）
- **Y 點**：N/A　• **其他**：N/A

——第三次就診：病患自述頭暈改善，但耳鳴無變化。
——第四次就診：左耳耳鳴改善，已無收音機的電流聲；耳朵稍微有異常感覺，如搔癢狀。
——第五次就診：左耳耳鳴完全消失，自覺聽力增加，惟未經過聽力檢測；耳朵發癢消失，病患決定終止治療。

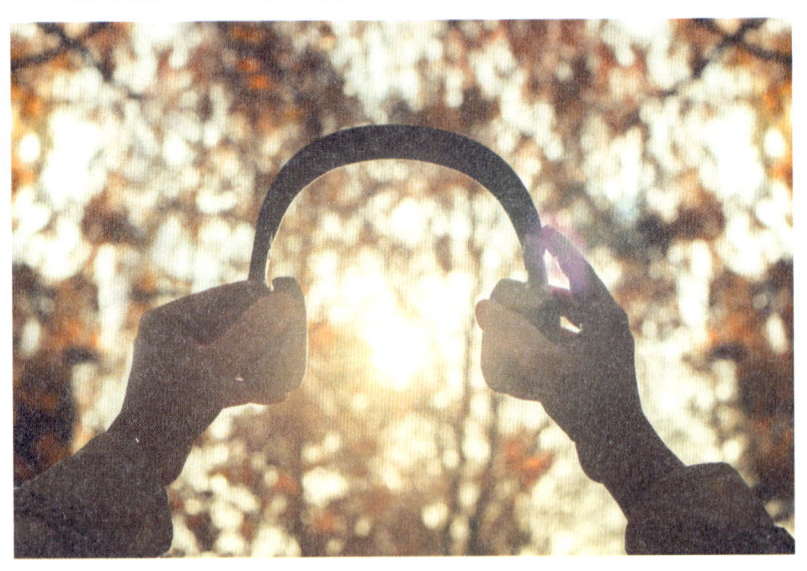

■ 討論

流行病學方面，流行病學的研究顯示，有 10.1% 的成人有長期耳鳴的經驗，約 0.5% 的病患主訴耳鳴嚴重影響其生活品質，造成不同程度的困擾。[63]

西醫方面，目前並無有效治療耳鳴的藥物，一般藥物的效果多在降低情緒的焦慮，幫助放鬆，或是促進血液循環，恢復神經的活性。除此之外，通常會建議病患盡量別處在太安靜的環境，

利用背景噪音減低對耳鳴的感受度；可使用耳鳴遮蔽器，透過少量接觸噪音，訓練腦部適應耳鳴，亦可改善症狀。[62]

中醫方面，多與肝、膽、三焦有關，常見分型如下：
- **肝膽火熱**
- **痰火上擾**
- **脾胃虛濕**[64]

傳統針灸方面，可採用湧泉、風池、太衝、耳門、聽宮、聽會等穴進行治療。[64]

在本病例當中，病患的恢復速度迅速。在五次治療內，病患的耳鳴症狀消失，伴隨症狀如頭暈、聽力亦恢復正常，可見 YNSA 對耳鳴療效顯著。

注意事項

治療耳鳴時，請務必掌握耳鳴 1-4 點、CN8。這幾個刺激點是治療關鍵，也可以使用特別耳鳴點來補強。

根據筆者經驗，運用 YNSA 治療耳鳴時，短期耳鳴修復機率最高，長期耳鳴或老化導致的耳鳴較難修復，建議盡量以減輕耳鳴為目標，因耳鳴的痊癒相對比較困難。

特別要注意的是，在治療耳鳴前，須辨明其根本原因，如聽力減退、梅尼爾氏症等。

傳導性嗅覺異常

■ **治療醫師** 高資承醫師

■ 疾病簡介

36歲的張小姐是一名上班族,三週前得了流行性感冒,痊癒以後雖然大部分的症狀都消失了,但她發現聞不到氣味。經友人介紹、接受YNSA治療之後,病患的嗅覺終於獲得好轉。

嗅覺異常包括嗅覺喪失(anosmia)、嗅覺減退(hyposmia)、嗅覺過度敏銳(hyperosmia)以及嗅覺障礙(dysosmia),以前兩者較為常見。[65] 而其中,又可以分成「傳導性」、「神經性」、「外傷性」以及「老化」等。傳導性嗅覺異常,屬於通往嗅裂的氣流受阻塞所致;感覺神經性嗅覺異常,則為嗅覺細胞至嗅覺皮質通路中有受損所致;頭部創傷的病患,則是會表現嗅覺喪失或低下。這是因為第一對腦神經(嗅神經)位於篩板的神經終端,在頭部創傷時撕裂,而導致嗅覺喪失。

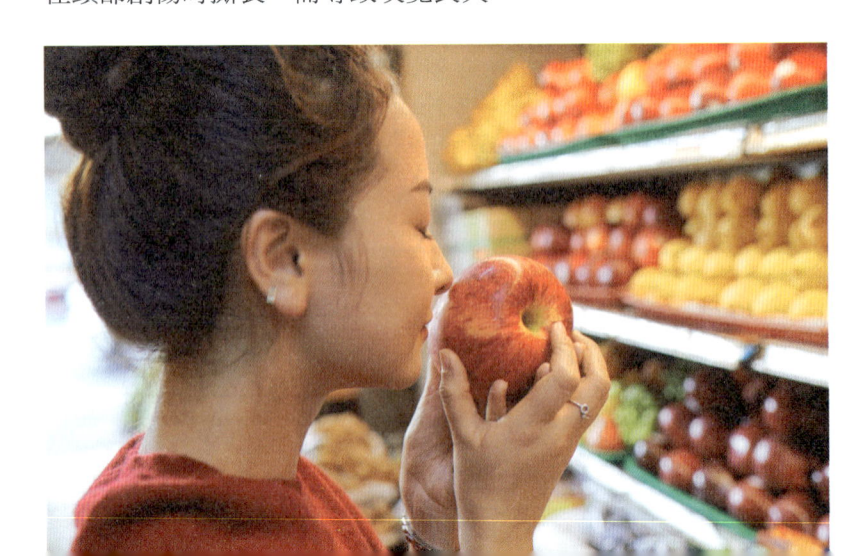

傳導性嗅覺異常，可經由除去阻塞原因來改善症狀，如內視鏡手術等。但神經性與頭部外傷的嗅覺異常方面，目前西醫無特別有效的治療方法。[66]

■ 病例

女性、36 歲、上班族

主　訴　嗅覺減退已三週。
現病史　病患於流行性感冒後突然感覺嗅覺減退，自述需要將鼻子貼近，才能聞到氣味；有鼻塞、鼻涕倒流感。
過去病史　過敏性鼻炎、鼻息肉。

■ 治療經過

診斷

　　ICD-10-CM 代碼 R439 嗅覺與味覺障礙

治療

- **合谷診斷**：左頸椎
- **上臂診斷**：左大腦
- **頸部診斷**：右腎臟

刺激點

- **基本點**：左 A 點
- **感覺點**：左、右鼻點
- **腦點**：左大腦點

- **腦神經點**：左、右嗅神經點（CN1）
- **Y 點**：右腎臟點
- **其他**：J-K 刺激點區一頭

搭配方劑

辛夷清肺湯 9 克、辛夷 1.5 克、白芷 1.5 克、柴胡 1.5 克、金銀花 1.5 克

—— 第二次就診：病患自述嗅覺增加，但仍須將鼻子貼近，才能聞到氣味；鼻涕倒流未改善。
—— 第四次就診：病患自述嗅覺已恢復至八成；鼻涕倒流、鼻塞的症狀已改善。
—— 第六次就診：病患自述嗅覺恢復正常，鼻涕倒流與鼻塞偶爾發作，決定中止治療。

■ 討論

目前研究指出，嗅覺異常的病患是由慢性鼻炎所導致。臨床醫師多半注重在治療慢性鼻炎的症狀，以及對其行為、營養狀態和環境造成的影響作調整。[67] 在流行病學方面，美國的研究指出，嗅覺問題影響超過 10% 的人口，但對於其危險因子的研究仍然相當稀少。[68]

針對傳導性與神經性之嗅覺異常治療方面，目前的治療方式有：鋅劑、「Theophylline」、「Minocycline」、「Lipoic acid」、維生素、傳統針灸等，但仍然缺乏可靠的證據提供支

持。[69] 目前有論文發表有關運用嗅覺訓練改善嗅覺異常。Kelly 與其團隊研究指出，嗅覺訓練後可以有效提升病患的嗅覺閾值。[70]

在本病例當中，筆者採取 YNSA 搭配方劑治療，用意在於使鼻黏膜縮小，恢復鼻腔暢通。病患在治療時，嗅覺不斷的持續進步。僅六次治療內，病患自覺嗅覺完全恢復正常，可見 YNSA 對於傳導性嗅覺減退的療效較佳。

嗅覺測試非常主觀，且未必每間醫院都願意提供測試。根據筆者經驗，有些醫院的病患須符合一定的病名才可進行。此外，嗅覺測試的種類多元，國內外使用的測試標準並不一致，題目亦不相同。

嗅覺測試除了讓病患聞氣味種類之外，還有「氣味存在與否」的測試，然而某些醫院並無此測試項目。加上某些嗅覺測試當中，必須讓病患強制在數種氣味選擇一個，並沒有「聞不到」的選項，病患可能隨機猜對，造成誤判。

簡而言之，嗅覺異常的測試非常主觀，研究與比較均困難，因此本研究僅能依賴病患主訴判斷療效，希望未來可以借助統一的嗅覺測試分數來判斷結果。

注意事項

治療嗅覺異常時，請務必掌握鼻點、腎點以及左、右嗅神經點（CN1），這幾個刺激點是治療關鍵。亦可考慮左、右三叉神經點（CN5）和 J-K 刺激點區

針對傳導性嗅覺異常，傳統中醫針灸、中藥、西醫雷射、手術、YNSA 等均有一定療效，治療難度較低。

神經性嗅覺異常

■ **治療醫師** 高資承醫師

■ 疾病簡介

44 歲的黃先生，二週前得了流行性感冒，數日後雖然大部分的症狀都痊癒了，但他突然發現聞不到氣味。經友人介紹、接受 YNSA 治療之後，黃先生失去嗅覺的情況，終於好轉。

■ 病例

> 男性、44 歲、服務業

主　訴　嗅覺減退已兩週。
現病史　病患於流行性感冒後，突然感覺嗅覺減退，自述僅能察覺些許氣味，聞到的氣味也與原本的不同。西醫判定無鼻息肉、鼻中膈彎曲與鼻竇炎。
過去病史　兩週前曾拔智齒。

■ 治療經過

診斷

　　ICD-10-CM 代碼 R439 嗅覺與味覺障礙

治療

- **合谷診斷**：右頸椎
- **上臂診斷**：右大腦
- **頸部診斷**：右腎臟

刺激點

- **基本點**：右 A 點
- **感覺點**：左、右鼻點
- **腦點**：右大腦點
- **腦神經點**：左、右嗅神經點（CN1）
- **Y 點**：右腎臟點
- **其他**：J-K 刺激點區—頭

搭配方劑

辛夷清肺湯 7.5 克、銀翹散 6 克、辛夷 1.5 克

——**第二次就診**：病患自述嗅覺增加，但嗅覺倒錯無改善。
——**第三次就診**：病患自述嗅覺恢復至八成；嗅覺倒錯減輕，已有數種氣味恢復正常味道。
——**第五次就診**：病患自述嗅覺恢復至九成，僅有較淡的氣味無法察覺；嗅覺倒錯減輕，有更多氣味恢復正常。
——**第六次就診**：病患自述嗅覺已經恢復正常，嗅覺倒錯消失，決定結束治療。

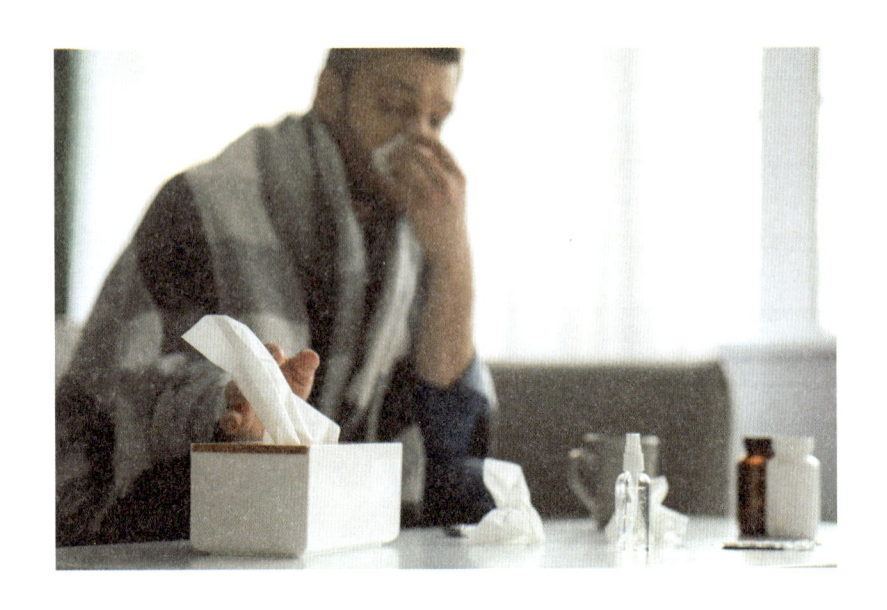

■ **討論**

　　在本病例當中，由於病患無鼻中膈彎曲、鼻息肉等症狀，西醫排除傳導性導致的嗅覺異常。此外，病患於出現嗅覺異常的兩週前拔除智齒，而有少數論文表示，拔除智齒之後會導致嗅覺與味覺喪失。[71,72] 因此，筆者判定為「神經性嗅覺異常」。

　　筆者採取 YNSA 搭配方劑治療，用意在於刺激嗅覺神經與嗅球修復，恢復嗅覺能力。而病患在治療時，嗅覺持續進步，僅六次治療內，病患自覺嗅覺喪失與嗅覺倒錯均完全恢復正常。由此可見，YNSA 對於神經性的嗅覺減退，有實際的療效。

注意事項

　　針對神經性嗅覺異常，由於治療難度較高，建議可以搭配傳統中醫針灸，可採取迎香、上迎香、印堂等穴；亦可搭配中藥治療，以獲得最大療效。

第六章 耳鼻喉科

腦部外傷導致嗅覺異常

■ **治療醫師** 高資承醫師

■ 疾病簡介

30 歲的林小姐為外籍人士,曾因外傷撞傷頭部。經過西醫使用類固醇治療後,症狀無改善。經友人介紹、接受 YNSA 治療之後,林小姐的嗅覺終於獲得好轉。

■ 病例

女性、30 歲、服務業

主　訴　嗅覺減退已五年。
現病史　病患曾於因頭部外傷導致嗅覺減退,經類固醇治療後無改善,隨後前往當地中醫診所就診,服用中藥後症狀仍無緩解。
症狀:嗅覺減退,嗅覺倒錯,鼻腔中有燒焦氣味。

■ 治療經過

診斷

　　ICD-10-CM 代碼 R439 嗅覺與味覺障礙

治療

- **合谷診斷**:左、右頸椎

- **上臂診斷**：右大腦、腦幹
- **頸部診斷**：右腎臟、胃

刺激點
- **基本點**：左、右 A 點
- **感覺點**：左、右鼻點
- **腦點**：腦幹點、右大腦點
- **腦神經點**：左、右嗅神經點（CN1），三叉神經點（CN5）
- **Y 點**：右腎臟點、胃點
- **其他**：J-K 刺激點區—頭；傳統針灸：印堂、雙側迎香、雙側上迎香等穴。

──**第六次就診**：病患自覺嗅覺進步；病患可以聞到香水，但嗅覺倒錯無變化。

──**第十次就診**：病患可以聞到洗衣精香氣；病患自覺嗅覺倒錯改善，鼻腔燒焦氣味減少。

──**第十八次就診**：嗅覺測試中，「氣味存在與否」的分數進步；病患自覺鼻腔的燒焦氣味持續減少，因病患回國而終止治療。

■ 討論

針對頭部外傷導致的嗅覺異常方面，Tianhao Huang 團隊採取嗅覺復健，平均獲得賓州大學氣味識別測試（UPSIT）得分

≥4 的改善[73]；Mette Bratt 團隊採取嗅覺復健，TDI（平均鑑定分數）從 14.1 進步至 20.8。[74] 而近年來，不論中西醫針對新冠肺炎引起的嗅覺異常，也有許多文獻與治療。

然而，對於頭部外傷導致的嗅覺異常，尚無對於針灸治療嗅覺異常的大型研究案例。

在本病例中，病患在治療時的嗅覺不斷持續進步，第六次治療之後即可聞到香水氣味；十八次治療中可察覺的氣味增加，嗅覺倒錯與鼻腔異味減輕。然而，頭部外傷性的治療難度較高，須採取 YNSA 合併傳統針灸與中藥方才能有明顯療效，目前痊癒案例僅有一例。

> **注意事項**
>
> 相較於前兩種嗅覺異常，治療腦部外傷性嗅覺損傷時，必須加強刺激大腦點、J-K 刺激點區一頭，療效較為顯著。

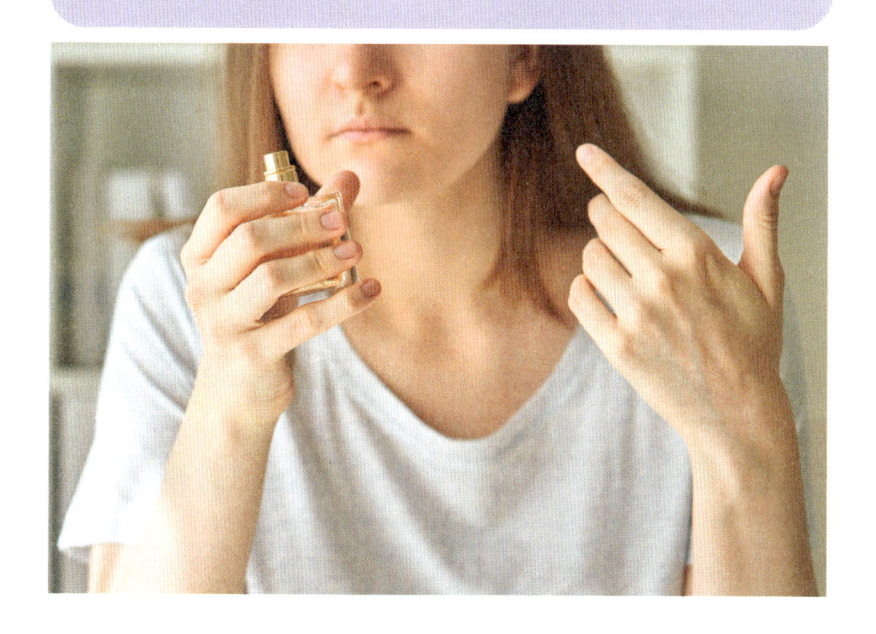

味覺異常

■ **治療醫師** 高資承醫師

■ 疾病簡介

77歲的陳女士是一名退休人士，某一天突然嚐不出味道，看過許多西醫與中醫之後，症狀並未改善，因此前來本院就診。

大部分味覺異常的病患，都會覺得舌頭裡會有金屬的味道，少數的病患甚至會合併嗅覺異常。這些異常如果是因為局部口腔衛生的問題，如牙周病或其他牙齦疾病，則味覺異常的現象是暫時性的，只要把口腔疾病治療好，味覺異常自然會改善。如果是因為其他神經病變，則可能導致永久性的味覺異常。造成味覺異常的常見原因為化學治療、藥物、味蕾細胞異常、營養素缺乏、發炎、老化等。[75,76]

■ 病例

女性、77歲、退休

主　訴　味覺異常已數月。
現病史　病患突然感覺味覺異常，無法分辨甜味與鹹味，舌頭有麻感；酸味、苦味、鮮味均可察覺。病患自述可聞到氣味，嗅覺無異常。

治療經過

診斷：ICD-10-CM 代碼 R439 嗅覺與味覺障礙

治療
- **合谷診斷**：N/A
- **上臂診斷**：左腦幹
- **頸部診斷**：右小腸

刺激點
- **基本點**：N/A
- **感覺點**：左、右口點
- **腦點**：腦幹點
- **腦神經點**：左、右顏面神經點（CN7），舌咽神經點（CN9）
- **Y 點**：右小腸點
- **其他**：J-K 刺激點區—頭

—— 第二次就診：味覺異常無變化，仍然無法區分甜味與鹹味；舌頭麻感改善。

—— 第七次就診：味覺異常改善，稍微可以分辨甜味，但鹹味仍無法察覺；舌頭麻感消失。

—— 第十二次就診：味覺異常改善，已可察覺甜味與鹹味，並可區分。

■ 討論

有關味覺異常的治療方式,西醫會停掉導致味覺異常的藥物,補充礦物質「鋅」。亦有醫師會開立增進唾液腺體分泌的藥物,如「Pilocarpine」。[75] 中醫方面則認為,味覺異常多屬於肝火、痰濕所致。[77]

然而,不論中西醫,多半以治療導致嗅覺異常的疾病為優先。近年來,新冠肺炎導致的嗅覺與味覺異常,根據文獻研究,絕大多數還是以修復嗅覺為優先選項,鮮少有針對味覺異常作治療的研究。

在本病例當中,病患的症狀在 YNSA 治療後,有顯著恢復。在十二次治療內,病患即可順利區分鹹味與甜味,且舌頭麻感消失,可視為症狀痊癒。此外,此病患就診時間於疫情爆發之前,故發生原因並非新冠肺炎導致。不過,由於病患並未前往西醫就診、亦無服用西藥,故僅能推測,此味覺異常為老化所致。另外,味覺異常亦十分主觀,並無客觀測試可提供參考,因此僅能透過病患的口述情況,來判斷症狀改善與否。

> **注意事項**
>
> 治療味覺異常時,請務必掌握口點和左、右顏面神經點(CN7),以及舌咽神經點(CN9),這幾個刺激點是治療關鍵。同時,必須先詢問其病史,服用藥物與否,並確認病患是否合併有嗅覺異常。

第七章
精神科

強迫症

■ **治療醫師** 魏子軒醫師

■ 疾病簡介

多年來，強迫症一直被認為是一種罕見的疾病，因為只看到少數人有這種情況。事實上，人的一生中罹患強迫症的機率 2～3%，這個比例高於思覺失調、躁鬱症、恐慌症。

強迫症大部分在青少年時期或 25 歲以前發病，也容易併發憂鬱症狀，其核心症狀有兩大部分：強迫意念（Obsessions）和強迫行為（Compulsions）。病患為了減緩強迫意念帶來的焦慮和痛苦，會產生重複而持續的行為；行為本身不會帶來愉悅或滿足，但如果抗拒不做，焦慮程度會增加，最常見的是：檢查、再確認、清洗、計數。

強迫症的一些可能原因，包含一個人的成長與生活經歷、本身的個性與人格特質，以及生理因素。雖然心理諮商和認知行為治療是面對強迫症不可或缺的一環，但在台灣現行的就醫文化與健保醫療環境量能之下，所見到的大多是長期服用藥物控制的病患。然而，精神科藥物的作用需要一段時間才能顯現，也容易出現耐藥性，而病患本身的狀態也可能影響療癒的可能性。

這則病例是記錄一位病患的手抖問題，經過西醫服藥治療仍

未能獲得改善,且又多了其他不舒服的症狀,因此選擇到中醫門診就醫。經過數個月的治療之後,才從陪診的病患母親的口中得知,病患自大學起,就有強迫洗手的症狀,時好時壞。

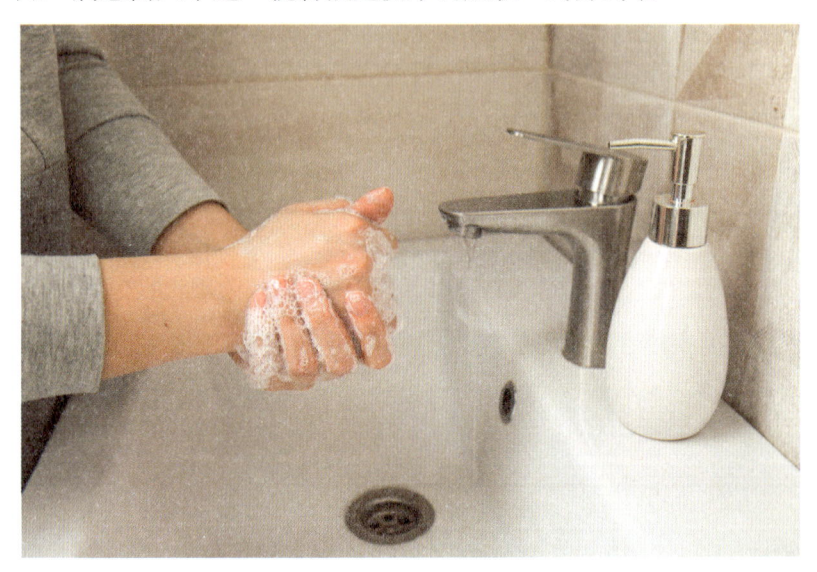

醫師試著向病患詢問,是否願意描述其強迫症狀發生的過程和感受,意外從病患口中得知,她希望能持續 YNSA 外踝治療點貼針治療,因為在貼針刺激的情況下,除了手抖的情況改善之外,強迫症狀也較能有效控制。

■ 病例

女性、37 歲、電子科技業

主 訴 手抖、淺眠多夢。白天只要沒有事情要處理,就會想要睡覺。

第七章　精神科

現病史　病患體型中等，長期服用精神科開立的治療強迫症的藥物。據病患的描述，吃藥會有一種「嗑藥戒斷的感覺」，但不吃藥則強迫症狀（不斷洗手、噴酒精消毒）會很嚴重，同時手抖一直都很嚴重。另外，病患還有長期鼻塞、腹瀉的情形。

■ 治療經過

診斷

ICD-10-CM 代碼 G25.2 其他特定形態的顫抖

治療

- **合谷診斷**：無反應點
- **頸部診斷**：N/A
- **上臂診斷**：N/A
- **腹診**：N/A

刺激點

- **腦點**：腦幹點、小腦點
- **其他**：傳統針灸的雙側合谷、太衝、足三里、陽陵泉等穴；耳針腦點。

——**第二次就診**：一週後病患自行回診，表示針完可以持續 2～3 天比較不手抖，之後又逐漸加劇，想要繼續治療。之後持續一週回診一次，一次留針 20 分鐘，有搭配內服藥，直到筆者更換工作院所。

——**第十二次就診**：約間隔兩個月後，持續一週回診一次的治療，一次留針 15 分鐘，有搭配內服藥，強迫症狀輕微（洗

手消毒頻率低很多），手抖剩下左手無名指與小指比較明顯，右手不會手抖。

■ 討論

初診時，合谷診斷無陽性反應點。筆者考慮到病理機轉，採取腦幹點、小腦點；腿部針灸選穴主要是因為從舌脈及問診，發現病患有氣血虛及脾虛痰濕，因此在腿部作證型相對應的穴位針刺治療。

手抖情形一開始改善不明顯，持續治療 2～3 個月後，發現針完手不抖的療效可以逐漸拉長。規律治療兩年後（中間因醫師更換執業院所而曾中斷兩個月），手抖範圍僅在伸手時，左手無名指及小指會微微振動。強迫症狀也從一進診間和留針 20 分鐘期間，會不斷噴酒精消毒手部，改善到從候診到治療完成走出診所，只有噴幾次。

原本預期原發性手抖和強迫症都不是容易治療的疾患，但從病患持續回診，能觀察到症狀逐漸改善。值得一提的是，在 YNSA 外踝的腦、頸點貼針治療後，手抖和強迫症狀都顯著改善，貼針改成貼磁珠之後也有療效。

注意事項

YNSA 治療在本病是作為輔助治療，使症狀較好控制，讓病患對於病情較有掌握感，提升自信心並改善生活品質。精神科的藥物仍須遵照醫囑，不可自行減藥或貿然停藥，以防加重病情。不建議完全單用 YNSA 治療取代原本的常規治療。

第七章　精神科

快速動眼睡眠行為障礙

■ **治療醫師** 高資承醫師

■ 疾病簡介

70歲的林先生，近期因為太太睡眠狀況較差，經過詢問以後才發現，自己半夜的時候會夢遊、大叫，導致枕邊人睡不好，經討論後決定接受中西醫治療。

失眠就是不容易入睡，無法持續睡眠狀態或過於早起，導致睡眠不足，影響白天的學習與工作的狀況，症狀為疲勞感、不安、全身不適、無精打采、反應遲緩、頭痛、注意力不集中等。

失眠的原因絕大多數是心理因素所造成的，如焦慮、不安、情緒低落、工作壓力、不愉快，甚至是「恐懼失眠」本身也是一項原因。其次，遺傳因素也有關係。另外，台灣常見的鼻中膈彎曲也會造成失眠。雖然失眠本身並不致命，但對於精神上的影響卻很大。長期失眠會導致精神低落、情緒暴躁、工作效率低、注意力不集中，甚至免疫力下降。對青少年來說，失眠會影響生長激素的分泌，進而影響生長發育。

快速動眼期行為障礙（rapid eye movement sleep behavior disorder, RBD）是一種罕見的睡眠障礙，病患在夢中的行為會真實反應在現實中。常見的症狀包括睡眠中出現大聲叫喊、揮拳打人、踢腳等不自主的肌肉運動。這些行為常常與病患所做的夢有關，例如他們可能會夢到正在打架或被追趕，然後在夢中的行為便反映在真實世界中。[78]

■ 病例

男性、70 歲、退休人士

主　訴　失眠已數年。

現病史　病患自數年前起失眠不易入睡，睡眠時會吼叫、夢遊、拳打腳踢、恐慌。睡醒後，本人卻不自覺。經西醫判定為「快速動眼期睡眠行為障礙」。服用藥物後，睡眠症狀有改善，但仍然會吼叫、多夢。

過去病史　冠狀動脈狹窄

■ 治療經過

診斷

ICD-10-CM 代碼 G4752 快速動眼睡眠行為障礙

治療

- **合谷診斷**：右頸椎
- **上臂診斷**：右腦幹、大腦
- **頸部診斷**：右心、心包、肝

刺激點

- **基本點**：右 A 點
- **感覺點**：N/A
- **腦點**：右大腦點、腦幹點

第七章　精神科

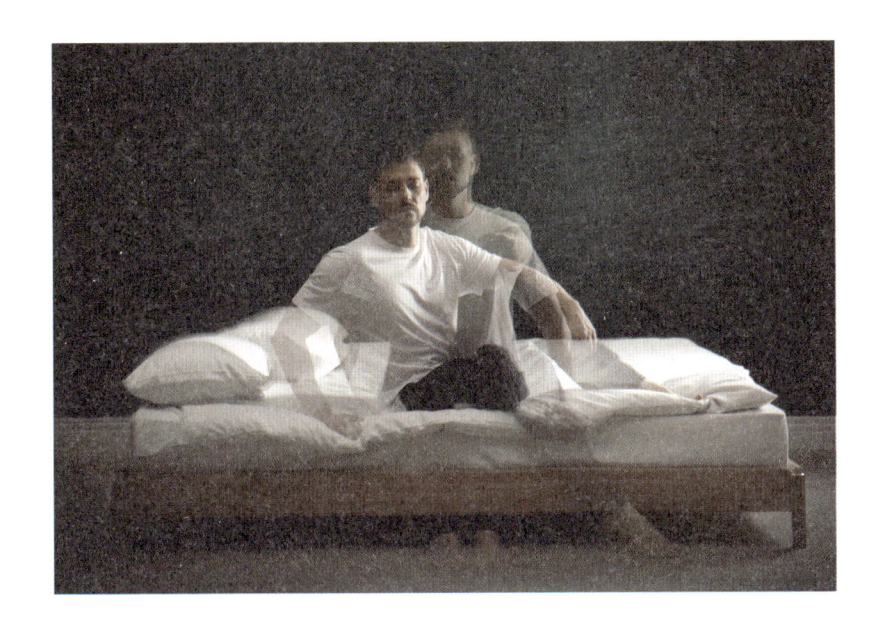

- **腦神經點**：N/A
- **Y 點**：右心臟、心包、肝臟點
- **其他**：N/A

──第三次就診：配偶表示睡眠時吼叫、拳打腳踢的症狀緩解，但仍然會夢遊。

──第十二次就診：配偶表示睡眠時吼叫、拳打腳踢的情況消失，夢遊與恐慌次數減少，但偶爾情緒壓力較大時，仍然容易作夢。

■ 討論

快速動眼睡眠行為障礙是一種相對罕見的睡眠障礙，實際患

病率目前並不確定,因為許多病患可能並未被診斷。一般認為,其患病率約在 1% 左右,並且以老年男性的患病率較高。

這類病患主要是因 α- 突觸核蛋白(α-synuclein)這種蛋白質,異常堆積在腦幹造成神經退化而致病,這些病人日後有可能罹患其它 α- 突觸核蛋白的相關疾病,如帕金森氏症。另一方面,腦幹中風或腦幹腫瘤、猝睡症病患或使用某些抗憂鬱藥物,也可能誘發快速動眼睡眠行為障礙。西醫方面,目前對於此疾病的治療目標,首要在於建立一個對自己和對床伴安全的睡眠環境,但目前此疾病並無特效藥物,僅能針對症狀採取治療。[79]

在本病例當中,病患的療效顯著。在十二次治療內,病患的外顯症狀減輕,然而病患治療十二次後並未回診,因此無法判定痊癒或有相當的控制,僅能認定症狀有所減輕。

注意事項

中醫對於本疾病文獻較少,目前較少參考案例。日本採取抑肝散治療,可供參考。

針對睡眠障礙,山元敏勝醫師多採取大腦點、眼點、心臟點、心包點、肝臟點治療,筆者在臨床上的治療效果同樣不錯。

焦慮症

■ **治療醫師** 高資承醫師

■ 疾病簡介

70歲黃女士最近因家中事情較為忙碌，生活壓力大導致恐慌、焦慮，甚至害怕自己一個人在家，經過身心科判定為「焦慮症」。服用藥物後症狀有改善，但病患不想要持續服用藥物而自行停藥。然而，停藥後症狀復發，因此決定前往本院就診。

焦慮症是一種以過度焦慮、擔憂、畏懼、逃避為主要症狀，造成重大痛苦，損害社會、職業功能的疾病。常見的症狀有身體發熱、心悸、胸口緊、過度換氣、腸胃不適、暈眩、口乾、肌肉緊繃、害怕、激動、恐慌、過度擔心、不安、憂鬱等症狀。[80]

■ 病例

女性、70歲、退休人士

主　訴　自覺焦慮已數月。
現病史　病患近期忙碌、生活壓力大而感到恐慌、焦慮、害怕獨處，經過身心科判定為「焦慮症」。

■ 治療經過

診斷：ICD-10-CM 代碼 F419 非特定的焦慮症

治療

- **合谷診斷**：左胸椎　　・**上臂診斷**：右大腦
- **頸部診斷**：左心臟、心包、肝臟

刺激點

- **基本點**：左 E 點　・**感覺點**：N/A
- **腦點**：右大腦點　・**腦神經點**：N/A
- **Y 點**：左心臟點、心包點、肝臟點

搭配方劑

抑肝散 10 克、甘麥大棗湯 5 克，3 包 ×7 天的藥量。告知病患，中藥與西藥間隔 2 小時服用。

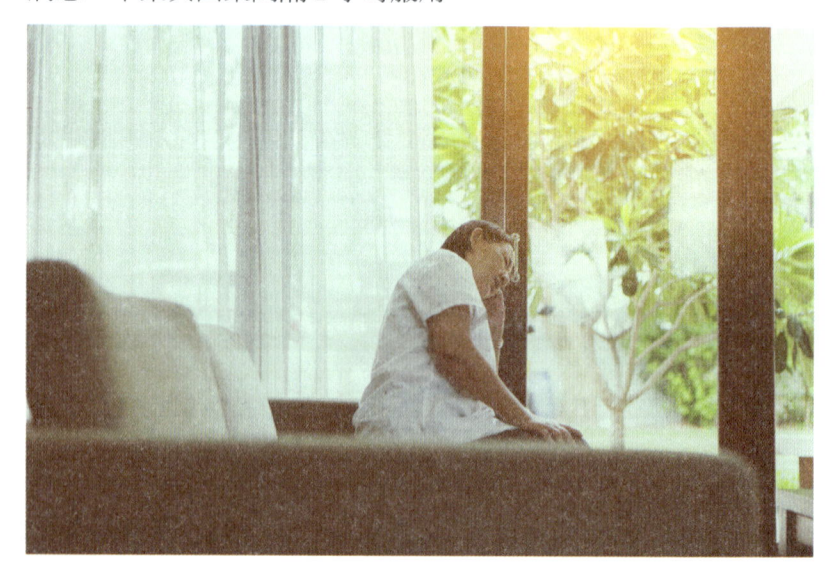

──**第二次就診**：病患自覺恐慌、焦慮緩解,但近期自覺記憶力減退。

──**第五次就診**：病患自覺恐慌、焦慮、記憶力減退的情況有改善,病患決定將身心科藥物減半,並終止治療,因此再度開立前次方劑,3 包 ×7 天的藥量。

■ 討論

流行病學方面,焦慮症的一年盛行率約為 3%,而終身盛行率約為 5%,女性占 2/3。西醫方面,對於焦慮症可採取抗焦慮劑與抗憂鬱劑治療,亦可採用心理治療、團體治療、行為治療、肌肉放鬆訓練等方法[81]。

中醫方法,則認為焦慮症屬於情志所傷,而情志所傷是損傷人體氣血的重要因素之一,情緒波動過大容易對人體造成損傷。因此,中醫治療焦慮症主要採取疏肝理氣、清熱瀉火的方式。臨床針灸治療常用穴位為百會、四神聰、神門、內關、大陵、期門、合谷、太衝等。[82,83]

在本病例當中,病患在五次治療內療效明顯,搭配服用傳統方劑之後,恐慌、焦慮、記憶力減退等症狀改善。

注意事項

治療焦慮症時,請務必掌握心臟點、心包點、肝臟點、大腦點,這幾個刺激點的療效顯著。

參考文獻

第四章

1. Katherine H Carruthers. et al,（2016）. Jam Injuries of the Finger: Diagnosis and Management of Injuries to the Interphalangeal Joints Across Multiple Sports and Levels of Experience. DOI: 10.1177/1941738116658643
2. Carruthers K.H, Skie M.,Jam injuries of the finger: diagnosis and management of injuries to the interphalangeal joints across multiple sports and levels of experience.Sports Health. 2016; 8: 469-478
3. Naveen K Ahuja, Kevin C Chung.Fritz de Quervain, MD（1868-1940）: stenosing tendovaginitis at the radial styloid process . DOI: 10.1016/j.jhsa.2004.05.019
4. De Quervain's Tendinosis. 取自https://my.clevelandclinic.org/health/diseases/10915 -de-quervains-tendinosis（Accessed 6/14/2023.）
5. Huang, Shouqiang MM. et al. The effectiveness of acupuncture and moxibustion for treating tenosynovitis A systematic review and meta-analysis protocol. Medicine 99（49）:p e22372, December 4, 2020. | DOI: 10.1097/MD.0000000000022372
6. Liu, J., Wang, H., & Li, Y.（2023）Cervicobrachial syndrome: A comprehensive review. Journal of Pain Research, 16（4）, 567-583.
7. Jürgen Krämer et al; Intervertebral Disk Diseases, causes, diagnosis, treatment, and prophylaxis; Thieme 3th Edition 2009
8. Aynesworth, Kenneth H. "The Cervicobrachial Syndrome." Annuals of Surgery 111 5（1940）: 727-742.

第五章

9. 台灣多發性硬化症協會。取自https://www.ms.org.tw/contents/text?id=27
10. 國立臺灣大學醫學院附設醫院，林于中。取自https://epaper.ntuh.gov.tw/health/201503/project_3.html
11. 認識巴金森氏症，台大醫院神經部。取自https://www.ntuh.gov.tw/neur/Fpage.action?fid=4157
12. 曾菁英（2007）。台灣地區帕金森氏症之流行病學研究〔碩士論文，高雄醫學大學〕。華藝線上圖書館。https://www.airitilibrary.com/Article/Detail?DocID=U0011-0708200700375500

13. 帕金森氏症的中醫治療，高資承。取自https://drkao.tw/news_detail.php?id=37
14. 黃柏穎，淺談急性炎症性脫髓鞘性多發性神經病變。取自https://www.kmuh.org.tw/www/kmcj/data/10006/14.htm
15. van Doorn P. A.（2013）. Diagnosis, treatment and prognosis of Guillain-Barré syndrome （GBS）. Presse medicale （Paris, France : 1983）, 42（6 Pt 2）, e193-e201.
16. Willison, H. J., Jacobs, B. C., & van Doorn, P. A.（2016）. Guillain-Barré syndrome. Lancet （London, England）, 388（10045）, 717-727.
17. 許堯欽、陳彥行、陳延年（2004）。重度格林—巴利綜合徵的中西醫結合治療病例報告。臺灣中醫醫學雜誌，3（1），51-67。
18. 王文吉，罹急性多發性神經炎瀕死中西合治救回工程師。取自https://www.chinatimes.com/realtimenews/20171108003381-260405?chdtv
19. 腦中風之現況與流行病學特徵，邱弘毅。取自https://www.stroke.org.tw/GoWeb2/include/index.php?Page=5-1&paper02=4156067525bc96c3a9ee9b
20. 中風後遺症的中醫治療，高資承。取自https://drkao.tw/news_detail.php?id=38
21. 四肢不自覺顫抖是帕金森氏症？ 醫曝容易與這疾病混淆，高資承。取自https://healthmedia.com.tw/blog/personal_news_detail.php?id=4163
22. 原發性顫抖症（Essential Tremor），林靜嫻醫師。取自https://www.ntuh.gov.tw/neur/Fpage.action?fid=4213
23. 治療不好的牙痛—淺談三叉神經痛，黃勇評醫師。取自https://www.mmh.org.tw/taitam/neuro/index4_8.html
24. 何謂三叉神經痛。取自https://www1.cgmh.org.tw/intr/intr5/c6230/ab02.htm
25. 原發性三叉神經痛的中醫治療，方建喨醫師。取自https://www.cych.org.tw/mid/mid570961.htm
26. 顏面神經麻痺，台東基督教醫院。取自https://drkao.tw/service.php?class=1
27. 中醫治療顏面神經麻痺，王琦嫻醫師。取自https://www.vghtc.gov.tw/UnitPage/RowViewDetail?WebRowsID=721df01b-46d9-4cd2-95c2-f01b0846f-cd5&UnitID=268349df-a784-4ed4-8b9f-92cceb6f449f&CompanyID=e8e0488e-54a0-44bf-b10c-d029c423f6e7&UnitDefaultTemplate=1
28. 偏頭痛。取自https://drkao.tw/service.php?id=72
29. 偏頭痛最新進展：引言，傅中玲。取自http://www.fma.org.tw/2016/E-9-0.html
30. 中醫治療偏頭痛，王琦嫻醫師。取自https://www.vghtc.gov.tw/UnitPage/RowViewDetail?WebRowsID=049a3a07-5534-47c5-8944-9d0728f678e9&UnitID=268349df-a784-4ed4-8b9f-92cceb6f449f&CompanyID=e8e0488e-54a0-44bf-b10c-d029c423f6e7&UnitDefaultTemplate=1

31. 輕敲6穴位通氣血，擊退偏頭痛！取自https://heho.com.tw/archives/41847
32. A Zyluk, Shoulder-hand syndrome in patients after stroke, Neurol Neurochir Pol 1999 Jan-Feb;33（1）:131-42.
33. S Pertoldi, Shoulder-hand syndrome after stroke. A complex regional pain syndrome Eura Medicophys 2005 Dec;41（4）:283-92
34. Chang, Y. -C., Chen, C. -C., Chen, C. -J., Chen, P. -Y., Wu, C. -W., & Chen, M. -C.（2020）. Early physical therapy for patients with shoulder-hand syndrome: A systematic review and meta-analysis. Archives of Physical Medicine and Rehabilitation, 92（9）, 1311-1318. DOI: 10.1016/j.pmr.2020.03.007
35. Sourov Saha, Effects of mirror therapy on oedema, pain and functional activities in patients with poststroke shoulder-hand syndrome: A randomized controlled trial, Physiother Res Int. 2021 Jul;26（3）:e1902.
36. Gyu-Sik Choi, Effects of high-frequency repetitive transcranial magnetic stimulation on reducing hemiplegic shoulder pain in patients with chronic stoke: a randomized controlled trial Int J Neurosci . 2018 Feb;12.
37. Chia-Jung Chen, Incidence and Risk Factors of Shoulder-Hand Syndrome After Myocardial Infarction: An Observational Study from the National Cardiovascular Data Registry, Journal of the American College of Cardiology, November 2, 2021, Volume 175, Issue 20, Pages 2439-2447
38. Yu-Chen Chang, Association of Shoulder-Hand Syndrome with Incident Diabetes: A Population-Based Cohort Study, Diabetes Care, February 2022, Volume 45, Issue 2, Pages 295-302
39. Yu-Chen Chang, Shoulder-Hand Syndrome in Parkinson's Disease: A Population-Based Cohort Study, Movement Disorders, April 2023, Volume 38, Issue 4, Pages 534-540
40. Yu-Chen Chang, Ipsilesional motor cortex stroke is associated with an increased risk of shoulder-hand syndrome: A population-based cohort study, Pain, February 2024, Volume 165, Issue 2, Pages 269-275

第六章

41. 高雄醫學大學附設醫院（民98年11月），簡禎佑。取自http://www.kmuh.org.tw/www/kmcj/data/9811/5.htm
42. T Yamamoto.（1989）. New Scalp Acupuncture. Acupuncture in Medicine. doi:10.1136/aim.6.2.46

參考文獻

43. Nanbin Huang, Changwei Li. (2014). Acupuncture in Treating Sudden Sensorineural Hearing Loss: A Report of 2 Cases. Complementary Medicine Research. doi:10.1159/000365982
44. FREDERICK M. BYL. (1984). SUDDEN HEARING LOSS. The Laryngoscope. doi:10.1288/00005537-198405000-00014
45. Nima L. Shemirani, Madeline Schmidt, David R. Friedland. (2009). Sudden sensorineural hearing loss: An evaluation of treatment and management approaches by referring physicians. Otolaryngology-Head and Neck Surgery. doi:10.1016/j.otohns.2008.09.022
46. Xiaotong Zhang, Xinda Xu, Weijun Ma, Qing Zhang, Busheng Tong, Hong Yu, Min Xu, Tianying Ren, Ulf Rosenhall, Matti Anniko, Maoli Duan. (2015). A clinical study of sudden deafness. Acta Oto-Laryngologica. doi:10.3109/00016489.2015.1060629
47. Klemm E., Deutscher A. & Mosges R. A. Present Investigation of the Epidemiology in Idiopathic Sudden Sensorineural Hearing Loss. Laryngo. Rhino. Otologie. 88, 524-527 (2009).
48. Wilson WR, Byl FM and Laird N.: The efficacy of steroids in the treatment of idiopathic sudden hearing loss. A double-blind clinical study. Arch Otolaryngol 1980; 106: 772-776.
49. Moon IS, Kim J, Lee SY, et al.: How long the sudden hearing loss patients should be followed after early steroid combination therapy? Eur Arch Otorhinolaryngol 2009; 266: 1391-1395.
50. Schreiber BE, Agrup C, Haskard DO, Luxon LM: Sudden sensorineural hearing loss. Lancet 2010; 375: 1203-1211.
51. Hamid M, Trune D: Issues, indications, and controversies regarding intratympanic steroid perfusion. Curr Opin Otolaryngol Head Neck Surg 2008; 16: 434-440.
52. Yin CS, Park HJ, Nam HJ: Acupuncture for refractory cases of sudden sensorineural hearing loss. J Altern Complement Med 2010;16:973-978.
53. Nanbin Huang, Changwei Li: Acupuncture in Treating Sudden Sensorineural Hearing Loss: A Report of 2 Cases. Forsch Komplementmed 2014;21:246–249.
54. 高資承、楊哲銘（2023）。運用山元式新頭針療法治療突發性耳聾之回溯性研究。中醫藥研究論叢，26(1)，1-12。https://doi.org/10.6516%2fT-JTCM.202303_26(1).0001
55. 認識前庭神經炎。取自 https://www.tygh.mohw.gov.tw/?aid=509&pid=74&page_name=detail&iid=947

56. 前庭神經炎多久會好？暈眩原因、治療及飲食重點一次看。取自 https://helloyishi.com.tw/otolaryngology/ear-conditions/vestibular-neuritis/
57. 眩暈是平衡系統出問題 內耳前庭神經炎中醫1招助緩解。取自https://healthmedia.com.tw/blog/personal_news_detail.php?id=3943
58. 梅尼爾氏症，高雄醫學大學附設醫院。取自https://drkao.tw/service.php?id=73
59. 梅尼爾氏症的診斷與治療，王聖方。家庭醫學與基層醫療，第三十一卷第六期
60. 梅尼爾氏症常用6個穴位及4個飲食建議，台灣中醫醫學網。取自https://www.health-tcm.tw/disease/ENT/Meniere
61. 梅尼爾氏症中醫屬「眩暈」常見4證型，眩暈發作快按5穴急救。取自https://health.tvbs.com.tw/encyclopedia/335601
62. 耳鳴自我照護須知，衛生福利部桃園醫院。取自https://www.tygh.mohw.gov.tw/?aid=509&pid=74&page_name=detail&iid=931
63. 鄧若珍（2012）。高頻聽力損失耳鳴病患的殘餘抑制分析。〔碩士論文。國立臺北護理健康大學〕臺灣博碩士論文知識加值系統。 https://hdl.handle.net/11296/znep29。
64. 談耳鳴的中醫治療，林榮志。取自https://web.csh.org.tw/web/cshmagazine/?p=3992
65. Ying-Ming Lan, Jia-Ming Chen, Jeng-Der Lin. Treatment of Dysosmia : A Case Report. 台灣中醫臨床醫學雜誌 2010：16（2）
66. Taipei Veterans General Hospital.（n.d.）.臺北榮民總醫院耳鼻喉頭頸醫學部。https://wd.vghtpe.gov.tw/ent/Fpage.action?fid=4406
67. Kohli, P., Naik, A. N., Harruff, E. E., Nguyen, S. A., Schlosser, R. J., & Soler, Z. M.（2016）. The prevalence of olfactory dysfunction in chronic rhinosinusitis. The Laryngoscope, 127（2）, 309-320.
68. Bhattacharyya N., Kepnes L.J. Contemporary assessment of the prevalence of smell and taste problems in adults. Laryngoscope. 2015;125:1102-1106.
69. Damm M, Pikart LK, Reimann H, Burkert S, Goktas O, Haxel B, et al. Olfactory training is helpful in postinfectious olfactory loss: a randomized, controlled, multicenter study. Laryngoscope. 2014;124（4）:826-831.
70. Pekala, K., Chandra, R. K., & Turner, J. H.（2015）. Efficacy of olfactory training in patients with olfactory loss: a systematic review and meta-analysis. International forum of allergy & rhinology, 6（3）, 299-307.
71. Scrivani, S. J., Moses, M., Donoff, R. B., & Kaban, L. B.（2000）. Taste perception after lingual nerve repair. Journal of oral and maxillofacial surgery :

official journal of the American Association of Oral and Maxillofacial Surgeons, 58（1）, 3-6. https://doi.org/10.1016/s0278-2391（00）80003-8

72. Shafer, D. M., Frank, M. E., Gent, J. F., & Fischer, M. E. （1999）. Gustatory function after third molar extraction. Oral surgery, oral medicine, oral pathology, oral radiology, and endodontics, 87（4）, 419-428. https://doi.org/10.1016/s1079-2104（99）70240-4

73. Huang, T., Wei, Y., & Wu, D. （2021）. Effects of olfactory training on posttraumatic olfactory dysfunction: a systematic review and meta-analysis. International forum of allergy & rhinology, 11（7）, 1102-1112. https://doi.org/10.1002/alr.22758

74. Mette Bratt, Kent G. Moen, Ståle Nordgård, Anne-S. Helvik & Toril Skandsen （2020） Treatment of posttraumatic olfactory dysfunction with corticosteroids and olfactory training, Acta Oto-Laryngologica, 140:9, 753-759, DOI: 10.1080/00016489.2020.1767301

75. 味覺異常，王威傑醫師。取自https://ir.csmu.edu.tw:8080/ir/bitstream/310902500/5978/2/味覺異常.pdf

76. 味覺異常，高資承醫師。取自https://drkao.tw/service.php?id=71

77. 口苦、口乾、味覺異常專業女中醫精闢分析解方，康涵菁醫師。取自https://www.uho.com.tw/article-62510.html

第七章

78. 快速動眼期行為障礙的十個常見問題。取自https://nsa-sleep.com/archives/1091

79. 快速動眼睡眠行為障礙，李君右。取自https://www.eck.org.tw/wp-content/uploads/2021/09/302-14-15.pdf

80. 亞洲大學附設醫院。取自https://www.auh.org.tw/NewsInfo/HealthEducationInfo?docid=1639

81. 常見的自律神經失調-廣泛性焦慮症。許世杰醫師。取自https://www1.cgmh.org.tw/intr/intr2/c3360/E_HsuSJ.htm

82. 走出焦慮症。取自https://www.health-tcm.tw/disease/Psychiatry/anxiety

83. 中醫治療幫你緩解焦慮情緒。取自
https://www.tnhosp.mohw.gov.tw/page.asp?main-id=%7BD24350D2-1D9C-40BD-BE65-0D152F1BC29B%7D

附錄

山元式新頭針療法
相關論文

一、運用山元式新頭針療法治療突發性耳聾之回溯性研究

高資承[1] 楊哲銘[2]

[1] 醫心堂中醫診所，台北，台灣
[2] 衛生福利部雙和醫院，新北，台灣

摘要

前言： 突發性耳聾（SSHL）是耳鼻喉科急症，其症狀為急速聽力減退，而嚴重影響病患的生活。山元式新頭針療法（YNSA）於西元 1967 年由日本山元敏勝所研發，其治療方法是採用身體上的刺激點（somatotope），而非傳統針灸穴位治療。然而，運用 YNSA 來治療突發性耳聾的研究文章僅限於個案報告。本病例系列報告為運用 YNSA 來治療突發性耳聾之統計分析。

材料與方法： 本研究收集了自 2017 年 8 月到 2020 年 6 月間的突發性耳聾病患共 89 位，採用 A 點、耳鳴點、大腦點、第八對腦神經點、腎點治療病患。療效分成無效、進步 <15 分貝、進步 ≥15 分貝三組。本研究分成僅接受 YNSA 治療、同時接受 YNSA 與西醫治療、並針對性別，年齡，治療頻率，距離發病時間，西醫同時介入與否與進步速度與療效之間，採取線性迴歸與羅吉斯迴歸分析。

結果與討論：

全部病患：完全治癒病患共有 9 位（10.1%）。

僅接受 YNSA 治療病患：所有變項均無顯著差異。

同時接受 YNSA 西醫治療之病患：聽力進步 ≥15 分貝的病患其年齡為無效病人之 1.118 倍，距離發病時間為無效病人之 0.926 倍。

結論：YNSA 對突發性耳聾之療效優於傳統中醫針灸，且 YNSA 合併西醫治療將有效改善病患聽力。此外，YNSA 早期介入突發性耳聾效果佳，若能與西醫治療並行，有相當大的機率改善甚至治癒。

關鍵詞：突發性耳聾、突發性耳聾、山元式新頭針療法、Yamamoto New Scalp Acupuncture、somatotope

■ 前言

突發性耳聾（Sudden sensorineural hearing loss, SSHL）[1] 為耳鼻喉科的急症，發生率約 5-20 人／每 10 萬人。定義為在 3 天內連續 3 個頻率的聽力下降超過 30 分貝 [2, 3, 4]。此急症可能造成永久聽力喪失，以及影響病患的專業能力。突發性耳聾除了造成聽力減退以外，也會伴隨耳鳴、耳朵悶塞感、頭暈、噁心等症狀。根據大型研究指出，突發性耳聾通常發生在 40-55 歲，占總人數的 39.5%。而 18-30 歲則占 16%，男女發生機率均等 [5, 6]。

山元式新頭針療法（Yamamoto New Scalp Acupuncture, YNSA）由日本的山元敏勝醫師在西元 1973 年的大阪良導絡學會首次發表，他發現了一個不同於傳統中醫針灸的系統，本系統並非採用穴位刺激，而是採用刺激點（somatotope）治療病患。

YNSA 在日本、巴西、德國較為盛行。

　　YNSA 可以快速緩解骨骼肌肉系統的疼痛[7] 與治療神經疾患。本療法含有四個主要刺激點區：基本點、感覺點、腦點、Y點，如圖 1 與圖 2[8]。

　　有關突發性耳聾有許多治療方法：類固醇治療、高壓氧治療[9]、電針[10]、傳統中醫針灸[11]。目前已有運用 YNSA 治癒突發性耳聾之紀錄，但僅存於病例報告[14]。而本回溯性研究為運用 YNSA 來治療突發性耳聾之統計分析。

■ 材料與方法

一、病患

　　本研究收集了自 2017 年 8 月到 2020 年 6 月間的突發性耳聾病患。

納入條件如下：

　　1. 年齡在 0-75 歲

　　2. 性別不拘

　　3. 經西醫耳鼻喉科確診為突發性耳聾，其 ICD-10-CM 代碼為 H9121, H9122

　　4. 病患須具備於本院治療前以及治療後聽力測驗表

排除條件如下：

　　1. 未經西醫診斷突發性耳聾

　　2. 沒有或無法取得聽力測驗結果之病患

最終共收案 89 位病患。

二、針灸療程

根據先前研究[14]，本次受試者採用下列刺激點進行針灸治療：

基本點：A 點

感覺點：左右耳鳴點

腦點、腦神經點：大腦點、第八對腦神經點

Y 點：腎點

針具則使用 1 寸針，32 號（0.25mm, 25mm）。

病患採取坐姿治療，留針時間為 20 分鐘，而每一位病患原則上採取 12 次治療為一療程單位，若痊癒則可以提前終止治療。

三、統計方法

1. 應變項：

(1) **療效**：定義療效的方法為檢視耳鼻喉科聽力測驗表中的純音聽力檢查（Pure-tone Audiometry, PTA）之分貝數。一般聽力測驗表的橫軸為頻率，可分成 250Hz, 500Hz, 1000Hz, 2000Hz, 4000Hz, 8000Hz. 縱軸則為聽力，最低為 –10dB（分貝），最高為 120 dB，聽力測驗表請參閱圖 3。根據 Zhao[12] 所定義，進步 ≥15 分貝為顯著改善，因此本研究將病患分成三組：無效、進步聽力 <15 分貝、進步聽力 ≥15 分貝。此外，現代醫學當中，正常人的聽力為 25 分貝以下[13]，因此，本研究將治療後聽力恢復至 25 分貝以下之病患

另外統計。此外，若聽力無改善，但附帶症狀如耳鳴、耳朵悶塞感改善則不予計入。

(2) **進步速度：** 即在兩次聽力檢測之間的進步分貝數，除以其所經過的時間，單位為分貝／天。

2. **自變項：**
   (1) **病患特質：** 年齡、性別、距離發病時間（單位：天）
   (2) **醫療院所特質：** 治療次數、治療期（單位：天）、治療頻率（單位：天／次）、就診時聽力、就診後聽力、改善聽力、西醫同時介入與否、治癒與否、是否完成療程。

3. **分析方法：**
   (1) 本研究針對性別，年齡，治療頻率，距離發病時間，西醫同時介入與否與進步速度之間，採取線性迴歸分析；並對性別，年齡，治療頻率，西醫同時介入與否與療效之間，採取羅吉斯迴歸分析。
   (2) 此外，為了檢驗進步 ≥15 分貝是否為統計上有顯著差異之標的，我們將有效的病患分成進步 <15 分貝與進步 ≥15 分貝兩組，分別與無效病患進行比較。
   (3) 由於本次病例報告並無對照組，本研究將所有受試者分成兩組：僅接受 YNSA 治療（32 位）、同時接受西醫治療（57 位），再對每一組病患進行迴歸分析。

4. **本次統計以 p<0.05 為統計上顯著差異之標準。**
5. **統計軟體採用 SPSS 第 22 版**

四、研究假說

根據研究架構衍生出以下研究假說：

進步速度與性別，年齡，治療頻率，距離發病時間，西醫同時介入與否無顯著相關，$p>0.05$

山元式新頭針療法對於突發性耳聾病患有顯著療效，而療效與性別，年齡，治療頻率，距離發病時間，西醫同時介入與否有顯著相關，$p<0.05$

■ 結果

一、描述性統計方面

男性 49 位（55.1%），女性 40 位（44.9%）；平均年齡為 44.66±12.39 歲，平均治療次數為 12.12±7.48 天，平均治療頻率為 3.78±2.6 天/次，平均進步速度為 1.62±2.81 分貝／天，平均改善聽力為 12.5±17.73 分貝，其他病患與醫院特質，請參閱表 1。

有關治療方面，西醫耳鼻喉科同時介入治療有 57 位（64%），單獨由 YNSA 治療有 32 位（36%）；療效方面，治療無效病患為 21 位（23.6%）、進步 <15 分貝病患為 41 位（46.1%）、進步 ≥15 分貝為 27 位（30.3%），有效率為 76.4%。本研究 89 位病患中，有 81 位完成療程（91%）。**而所有病患當中，完全治癒的病患共有 9 位（10.1%）**（表 1）。

二、僅接受 YNSA 治療病患（N=32）

描述性統計方面，男性 18 位（56.3%），女性 14 位

（43.8%）；平均年齡為 47.25±14.40 歲，平均治療次數為 13.09±9.37 天，平均治療頻率為 3.51±1.58 天／次，平均進步速度為 0.62±1.64 分貝／天，平均改善聽力為 4.99±11.19 分貝，其他病患與醫院特質，請參閱表 2-1。

有關療效方面，治療無效病患為 11 位（34.4%）、進步 <15 分貝病患為 18 位（56.3%）、進步 ≥15 分貝為 3 位（9.4%），有效率為 65.6%。本組病患中有 27 位完成療程（84.4%），完全治癒的病患共有 1 位（3%）。（表 2-1）。

此外，經 Kolmogorov-Smirnov test & Shapiro-Wilk test 檢定結果，$p<0.05$，本研究之病患分布屬於非常態分布。

推論性統計方面，本研究對進步速度與療效進行統計分析。
1. 進步速度方面，針對性別，年齡，治療頻率，距離發病時間與進步速度之間，採取線性迴歸分析，**而所有變項均無顯著差異。**（表 2-2）
2. 療效方面，我們分成兩組，第一組為無效病患與聽力進步 <15 分貝之病患；第二組為無效病患與聽力進步 ≥15 分貝，並針對性別，年齡，治療頻率，距離發病時間，西醫同時介入與否與療效之間，採取羅吉斯迴歸分析。**兩組之所有變項均無顯著差異。**（表 2-3）

三、同時接受 YNSA 與西醫治療之病患（N=57）

描述性統計方面，男性31位（54.4%），女性26位（45.6%）；平均年齡為43.21±10.97歲，平均治療次數為11.58±6.14天，平均治療頻率為3.92±3.03天／次，平均進步速度為2.18±3.16分

貝／天，平均改善聽力為16.72±19.35分貝，其他病患與醫院特質，請參閱表3-1。

有關療效方面，治療無效病患為 10 位（17.5%）、進步 <15 分貝病患為 23 位（40.4%）、進步 ≥15 分貝為 24 位（42.1%），有效率為 82.5%。而本組病患中有 54 位完成療程（94.7%），完全治癒的病患共有 8 位（14%）。（表 3-1）。

此外，經 Kolmogorov-Smirnov test & Shapiro-Wilk test 檢定結果，p<0.05，本研究之病患分布屬於非常態分布。

推論性統計方面，本研究對進步速度與療效進行統計分析。

1. 進步速度方面，針對性別，年齡，治療頻率，距離發病時間，與進步速度之間，採取線性迴歸分析。其中距離發病時間之 β 係數為 -0.442，p=0.001，有顯著差異，可見距離發病時間與進步速度呈負相關，距離發病時間越短進步速度越快。（表 3-2）

2. 療效方面，我們分成兩組，第一組為無效病患與聽力進步 <15 分貝之病患；第二組為無效病患與聽力進步 ≥15 分貝，並針對性別，年齡，治療次數，距離發病時間，西醫同時介入與否與療效之間，採取羅吉斯迴歸分析。**第一組之所有變項均無明顯差異**；而第二組之年齡之之校正後勝算比（AOR）為 1.118，p=0.03；距離發病時間之之校正後勝算比（AOR）為 0.926，p=0.02，有明顯差異，**也就是說聽力進步 ≥15 分貝的病患其年齡為無效病人之 1.118 倍，距離發病時間為無效病人之 0.926 倍。**（表 3-3）

■ 討論

病因病機

　　突發性耳聾一般來說可以分成六種證型：風邪襲閉、肝陽上亢、痰火蘊結、氣滯血瘀、氣血虧虛、腎精虧損[15]。

　　病因方面，初期多屬於肝陽上亢，後期多屬於腎精虧損；病位為耳；病性方面，耳鳴、耳朵悶塞感，初期脈弦數有力，後期脈多細數；病勢方面，發病為不明原因，初期症狀顯示氣機阻滯，導致肝氣升發太過；後期則因肝陽上亢傷及腎陰，進而導致腎陰虛損。

　　流行病學方面，根據德國德勒斯登市的統計，突發性耳聾發生率為 160 人／每 10 萬人[16]。發生原因無法確定，醫師們多半認定為病毒感染或不明原因[17]。根據台北榮總，突發性耳聾的黃金治療期為 7-14 天，14 天後其自然聽力復原的比率就會降低許多[18]。

　　以前對突發性耳聾所做的系統性研究，且可被證實有實際效果的，只有類固醇治療[16]。雖然口服皮質醇並非十分有效且無強力證據支持，但它仍是突發性耳聾的第一線治療方法[19]。若類固醇治療無效，也有醫師會採用耳內注射 dexamethasone 來治療。然而，這些療效依然受到質疑[20]。

　　目前已經有論文發表有關運用傳統針灸來改進晚期突發性耳聾的聽力。Zhao 與其團隊收集了 63 位罹患突發性耳聾超過 1 個月以上的病患，在 1 個月當中治療 14 次以後，有效率為 63.5%[12]。

　　在其他的研究當中，針灸亦可以改善早期突發性耳聾。

Nanbin Huang 發表了兩位罹患突發性耳聾一周的病患，他們使用電針治療 5 天與 7 天，而病患的聽力有恢復[21]。

除此之外，有關運用傳統中醫針灸合併西醫治療亦有統合分析研究。Zhang 整合了 12 篇有關突發性耳聾的論文，其中有五篇採取傳統針灸合併西醫治療，而有六篇採取電針合併西醫治療，研究結果均顯示合併中西醫治療之療效與純西醫治療相比，其療效有顯著差異，平均改善 10.85 分貝[22]。

綜上所述，傳統中醫針灸合併西醫治療可以對於突發性耳聾的症狀是有幫助的。

有關 YNSA 治療突發性耳聾的論文方面，根據筆者之前的 Case report, 運用 YNSA 合併西醫治療，治療四次後即可治癒突發性耳聾病患[14]。

本次病例報告推論分析如下：

一、完全治癒的病患共有 9 位（10.1%）。

二、僅接受 YNSA 治療病患：

1. 描述性統計方面，平均改善聽力為 4.99±11.19 分貝，有效率為 65.6%。**有效率優於西醫合併中醫針灸之文獻。**

2. 推論性統計方面，則所有變項均無顯著差異。

3. 根據筆者收案狀況，由於純接受 YNSA 治療之病患，絕大多數已接受過西醫治療，且距離發病時間少則數月多則數年，因此平均距離發病時間為 500.81 天，**故推論距離發病時間越長，聽力修復的幅度越低，符合先前研究**[18]。

三、同時接受 YNSA 與西醫治療之病患：

1. 描述性統計方面，平均改善聽力為 16.72±19.35 分貝，有效率為 82.5%。**有效率與改善聽力均優於西醫合併中醫針**

灸之文獻。

2. 推論性統計方面則有兩個結論：
   (1) 進步速度方面：**距離發病時間越短，進步速度越快。**
   (2) 療效方面：無效病患與聽力進步 <15 分貝之病患間療效無顯著差異，但進步 ≥15 分貝這一組，有效病患之年齡較高；距離發病時間較短。
   (3) **可推論出 YNSA 越早介入治療，療效更佳；治療頻率越高，修復速度越快。此外，有效病患群年齡較大方面，可推論年紀越大，越容易尋求另類療法。**

根據台北榮總[18]，突發性耳聾的黃金治療期為 7-14 天，而本研究當中，所有痊癒的病患均在發病 14 天內接受 YNSA 治療，因此本研究與耳鼻喉科專家意見相符。

YNSA 治療神經疾患的機轉，目前仍然不明。即便山元敏勝醫師，亦尚未有相關研究。筆者認為 YNSA 與傳統醫學中的「生物全息律」有高度相關性，但與傳統針灸等連結，仍需要進一步的研究。

研究限制：由於病患均在中醫診所治療，我們無法為病患作聽力測驗，只能仰賴耳鼻喉科的聽力室來協助。此外，診所與西醫耳鼻喉科不同，並無法決定病患的距離發病時間，因此病患屬於非常態分布。若有可能的話，希望能夠做中西醫或 YNSA 合併西醫之療效比較。

■ 結論

　　本病例研究指出 YNSA 對突發性耳聾之療效優於傳統中醫針灸。且 YNSA 合併西醫治療將有效改善病患聽力。此外，YNSA 早期介入突發性耳聾效果佳，若能與西醫治療並行，有相當大的機率改善甚至治癒。

■ 參考文獻

1. 高雄醫學大學附設醫院（民98年11月），簡禎佑。取自http://www.kmuh.org.tw/www/kmcj/data/9811/5.htm
2. Shemirani NL, Schmidt M, Friedland DR. Sudden sensorineural hearing loss: an evaluation of treatment and management approaches by referring physicians. Otolaryngol Head Neck Surg 2009;1401:86-91
3. Byl FMJr. Sudden hearing loss: eight years' experience and suggested prognostic table. Laryngoscope 1984; 94（5 Pt 1）:647-61.
4. Fetterman BL, Saunders JE, Luxford WM. Prognosis and treatment of sudden sensorineural hearing loss. Am J Otol 1996;17:529-36
5. Lazarini PR, Camargo AC. Idiopathic sudden sensorineural hearing loss: etiopathogenic aspects. Braz J Otorhinolaryngol 2006; 724: 554-61.
6. Zhang X, Xu X, Ma W, et al. A clinical study of sudden deafness. ActaOtolaryngol 2015; 13510:1030–5.
7. Hemat Allam, and Nagwa Hassan Mohammed: The Role of Scalp Acupuncture for Relieving the Chronic Pain of Degenerative Osteoarthritis: A Pilot Study of Egyptian Women. MEDICAL ACUPUNCTURE Volume 25, Number 3, 2013.
8. T. Yamamoto, Th. Schockert. Pain effectively treated by scalp acupuncture! https://www.ynsa.net/ynsa-other-languages/ynsa-in-english/
9. Dorota Olex-Zarychta: Successful treatment of sudden sensorineural hearing loss by means of pharmacotherapy combined with early hyperbaric oxygen therapy. Olex-Zarychta Medicine 2017:96:51.
10. Ya-Ching Chang, Kwok-Ying Chan: Treatment of sudden hearing loss using electro—acupuncture. SAGE Open Medical Case Reports Volume 5: 1-4, 2017.

11. Yuanyuan Jin, Ming Lu: Acupuncture as a primary and independent treatment in the acute phases of sudden sensorineural hearing loss. Jin and Liu. Medicine （2016）95:26.
12. Zhao YZ. Observation on therapeutic effect of acupuncture on late sudden deafness. Zhongguo Zhen Jiu 2006; 26: 180–182
13. 高雄醫學大學附設醫院（民98年11月），林至欣。取自http://www.kmuh.org.tw/www/kmcj/data/9003/4670.htm
14. Kao, T. C., & Yang, C. M.（2020）. The role of Yamamoto new scalp acupuncture as an independent treatment for sudden sensorineural hearing loss: a case report. Acupuncture in medicine : journal of the British Medical Acupuncture Society, 38（2）, 126–128. https://doi.org/10.1177/0964528419894594
15. 李雲英（民101）。突發性聾。中國中醫藥出版社
16. Klemm E., Deutscher A. & Mosges R. A. Present Investigation of the Epidemiology in Idiopathic Sudden Sensorineural Hearing Loss. Laryngo. Rhino. Otologie. 88, 524-527（2009）.
17. Wilson WR, Byl FM and Laird N.: The efficacy of steroids in the treatment of idiopathic sudden hearing loss. A double-blind clinical study. Arch Otolaryngol 1980; 106: 772-776.
18. 台北榮民總醫院（民106年5月），廖文輝。取自https://wd.vghtpe.gov.tw/ent/News!one.action?nid=3011
19. Schreiber BE, Agrup C, Haskard DO, Luxon LM: Sudden sensorineural hearing loss. Lancet 2010; 375: 1203-1211.
20. Hamid M, Trune D: Issues, indications, and controversies regarding intratympanic steroid perfusion. Curr Opin Otolaryngol Head Neck Surg 2008; 16: 434-440.
21. Nanbin Huang, Changwei Li: Acupuncture in Treating Sudden Sensorineural Hearing Loss: A Report of 2 Cases. Forsch Komplementmed 2014;21:246–249.
22. Zhang, X. C., Xu, X. P., Xu, W. T., Hou, W. Z., Cheng, Y. Y., Li, C. X., & Ni, G. X.（2015）. Acupuncture therapy for sudden sensorineural hearing loss: a systematic review and meta-analysis of randomized controlled trials. PloS one, 10（4）, e0125240. https://doi.org/10.1371/journal.pone.0125240

附錄　山元式新頭針療法相關論文

■圖、表

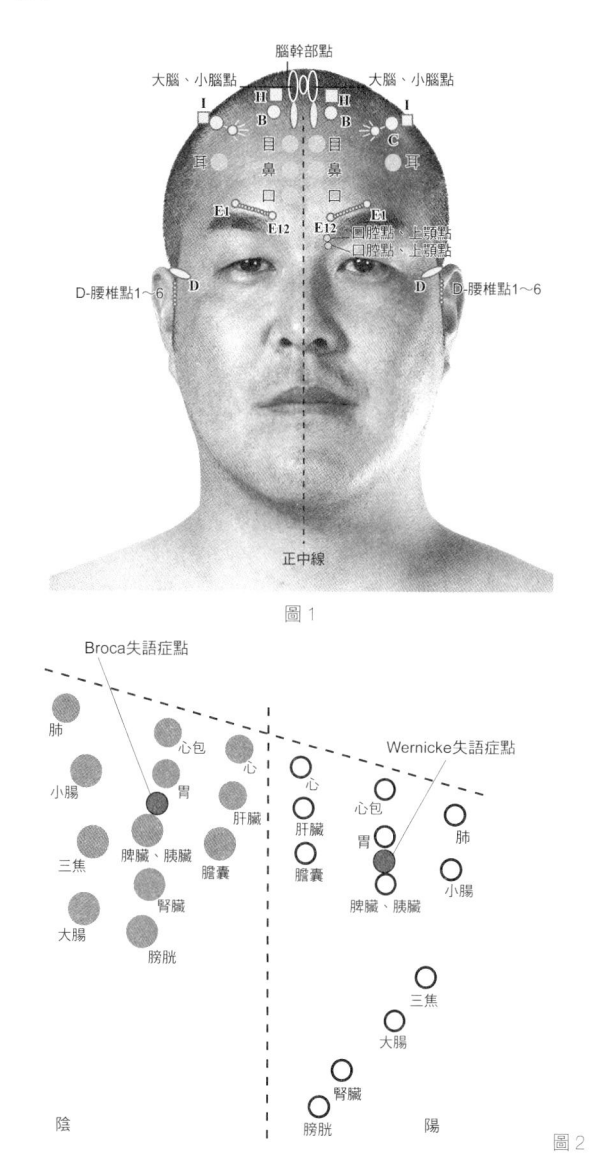

圖 1

腦幹部點
大腦、小腦點　　　　　　　　　　大腦、小腦點
H B　H B
I　　　　　　　　　　　　I
目　　　目　　C
耳　鼻　鼻　耳
口　　　口
E1　　　　E1
E12　E12　口腔點、上顎點
　　　　　　　口腔點、上顎點
D-腰椎點1～6　D　　　D　D-腰椎點1～6

正中線

圖 1

圖 2

Broca失語症點
肺
　　　心包　心
小腸　　胃
　　　　　　肝臟
三焦　脾臟、胰臟　膽囊
　　　　腎臟
大腸
　　膀胱

陰

Wernicke失語症點
心
肝臟　心包
　　　胃　　肺
膽囊
　　脾臟、胰臟　小腸

三焦
大腸
腎臟
膀胱　陽

圖 2

圖 1-2：YNSA 之基本點、感覺點、腦點、Y 點
*圖片出處：《YNSA 山元式新頭針療法：真人圖解刺激點施針教科書！》，頁 68、79。

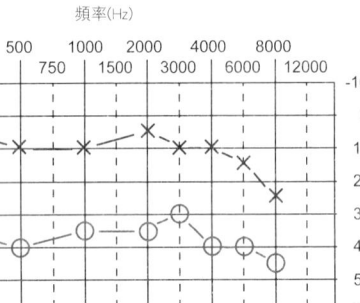

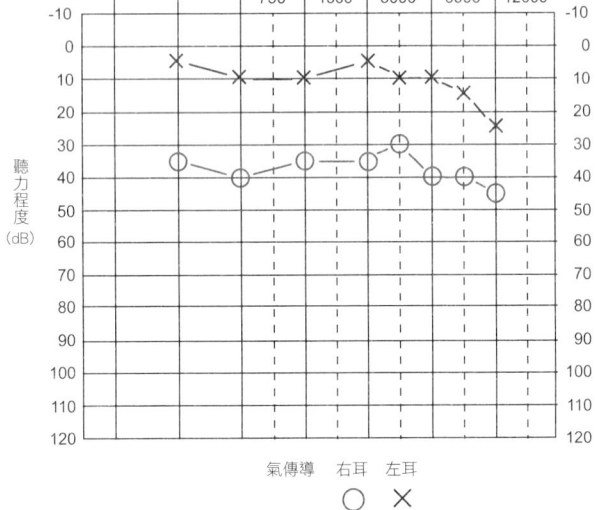

圖3： 聽力測驗表範例

表 1-1： 描述性統計分析（N=89）

變項	N	%	Mean	SD	Min	Max	Kolmogorov–Smirnov test & Shapiro–Wilk test
性別							$p < 0.05$
男	49	55.1					
女	40	44.9					
年齡			44.66	12.385	12	85	$p < 0.05$
發病時間			197.74	582.39	1	4380	$p < 0.05$
治療次數			12.12	7.447	3	43	$p < 0.05$
治療期（天）			45.45	39.581	7	269	$p < 0.05$
治療頻率（天／次）			3.78	2.60	1.1	21.25	$p < 0.05$
進步速度（分貝／天）			1.62	2.81	－1.7	12.5	$p < 0.05$
就診時聽力			78.34	24.65	23.75	120	$p < 0.05$
就診後聽力			65.84	27.54	7.5	115	$p < 0.05$
改善聽力			12.50	17.73	－18.75	65	$p < 0.05$
西醫同時介入							$p < 0.05$
無	32	36.0					
有	57	64.0					
療效							$p < 0.05$
無效	21	23.6					
進步 <15dB	41	46.1					
進步 >=15dB	27	30.3					
治癒							$p < 0.05$
無	80	89.9					
有	9	10.1					
是否完成療程							$p < 0.05$
無	8	9.0					
有	81	91.0					

*. Kolmogorov-Smirnov test & Shapiro-Wilk test $p < 0.05$，表示為非常態分布。

表 2-1： 描述性統計分析（N=32）

變項	N	%	Mean	SD	Min	Max	Kolmogorov–Smirnov test & Shapiro–Wilk test
性別							
男	18	56.3					
女	14	43.8					
年齡			47.25	14.402	25	85	.185
發病時間			500.81	901.622	5	4380	$p < 0.05$
治療次數			13.09	9.372	4	43	$p < 0.05$
治療期（天）			47.28	38.082	7	154	$p < 0.05$
治療頻率（天/次）			3.51	1.580	1.10	7.55	$p < 0.05$
進步速度（分貝/天）			0.62	1.635	－1.46	7.29	$p < 0.05$
就診時聽力			74.87	23.463	23.75	106.45	.063
就診後聽力			69.88	26.570	19.00	108.75	.051
改善聽力			4.99	11.193	－8.75	51.00	$p < 0.05$
療效							
無效	11	34.4					
進步 <15dB	18	56.3					
進步 >=15dB	3	9.4					
治癒							
無	31	96.9					
有	1	3.1					
是否完成療程							
無	5	15.6					
有	27	84.4					

*. Kolmogorov-Smirnov test & Shapiro-Wilk test $p < 0.05$，表示為非常態分布。

表 2-2：線性迴歸分析（N=32）

自變項 （參考組）	依變項 進步速度	
	β 係數	p value
性別—女（男）	-0.204	.308
年齡	-0.070	.723
治療次數	-0.218	.270
距離發病時間	-0.040	.838
R^2		0.085
調整後R^2		-0.050
F value		0.629
p value		.646

因依變項非常態分布，所以先透過拔靴法（bootstrapping）重複抽樣 1000 次後，執行多元線性迴歸分析。

表 2-3：羅吉斯迴歸分析（N=32）

自變項 （參考組）	依變項 進步<15dB vs. 無效		進步>=15dB vs. 無效	
	AOR	p value	AOR	p value
性別—女（男）	1.769	.501	0.000	—
年齡	0.972	.342	0.001	.973
治療頻率	0.941	.823	6876.11	.996
距離發病時間	1.000	.452	0.104	.964
模型配適度	58.408**（.004）			

表 3-1：描述性統計分析（N=57）

變項	N	%	Mean	SD	Min	Max	Kolmogorov–Smirnov test & Shapiro–Wilk test
性別							
男	31	54.4					
女	26	45.6					
年齡			43.21	10.97	12	76	.356
發病時間			27.60	31.96	1	150	$p < 0.05$
治療次數			11.58	6.14	3	35	$p < 0.05$
治療期（天）			44.42	40.69	9	269	$p < 0.05$
治療頻率（天/次）			3.92	3.03	1.13	21.25	$p < 0.05$
進步速度（分貝/天）			2.18	3.16	－1.7	12.5	$p < 0.05$
就診時聽力			80.30	25.28	30	120	.062
就診後聽力			63.58	28.05	7.5	115	.193
改善聽力			16.72	19.35	－18.75	65	$p < 0.05$
療效							
無效	10	17.5					
進步<15dB	23	40.4					
進步>=15dB	24	42.1					
治癒							
無	49	86.0					
有	8	14.0					
是否完成療程							
無	3	5.3					
有	54	94.7					

*. Kolmogorov-Smirnov test & Shapiro-Wilk test $p < 0.05$，表示為非常態分布。

表 3-2：線性迴歸分析（N=57）

自變項 （參考組）	依變項 進步速度 β 係數	p value
性別–女（男）	0.207	.095
年齡	0.069	.572
治療頻率	0.221	.073
距離發病時間	**-0.442**	**.001**
R^2	0.272	
調整後R^2	0.216	
F value	4.850	
p value	.002	

因依變項非常態分布，所以先透過拔靴法（bootstrapping）重複抽樣 1000 次後，執行多元線性迴歸分析。

表 3-3：羅吉斯迴歸分析（N=57）

自變項 （參考組）	依變項 進步 <15dB vs. 無效 AOR	p value	進步 >=15dB vs. 無效 AOR	p value
性別–女（男）	0.833	.832	3.463	.207
年齡	1.010	.818	**1.118***	**.030**
治療頻率	1.020	.949	1.193	.559
距離發病時間	0.980	.110	**0.926****	**.002**
模型配適度	118.077**（.001）			

二、運用山元式新頭針療法治療新冠肺炎疫苗後遺症之病例系列報告

高資承[1]

[1]台灣山元式學會理事長，台北，台灣

摘要

　　SARS-Cov-2 起源於 2019 年 12 月起中國湖北武漢市之不明原因肺炎群聚，臨床表現包含發燒、乾咳、倦怠、呼吸急促、頭痛、喉嚨痛、腹瀉等，而 SARS-Cov-2 之變種病毒有嗅覺或味覺喪失等症狀。

　　目前用於預防新冠肺炎的疫苗主要有 AstraZeneca（AZ）、Moderna、BioNTech（BNT）等，其有效預防率均達 70% 以上。新冠肺炎的疫苗副作用主要包含注射部位疼痛、發燒、肌肉痠痛等，但有極少數可能副作用包含血栓、心肌炎、格林—巴利症候群等。

　　山元式新頭針療法於西元 1973 年由日本山元敏勝所研發，其治療方法是採用身體上的刺激點治療。林先生，28 歲男性，2021 年 7 月底注射 AZ 疫苗第一劑，數日後感覺右眼、左側嘴角、額頭、手指抽動、顫抖，以及全身痠痛，西醫判定為其他發炎性多發神經病變，且認定疑似為格林—巴利症候群，但並未確診。病患經山元式新頭針療法治療六次後，肌肉抽動顫抖等症狀均消失，恢復日常生活。

關鍵詞：YNSA、山元式新頭針療法、Inflammatory polyneuropathies、發炎性多發神經病變

■ 前言

2019年12月起中國湖北武漢市發現不明原因肺炎群聚，疫情初期個案多與武漢華南海鮮城活動史有關，中國官方於2020年1月9日公布其病原體為新型冠狀病毒。國際病毒學分類學會則將此病毒學名定為SARS-CoV-2（Severe Acute Respiratory Syndrome Coronavirus 2）。

目前已知罹患COVID-19確診個案之臨床表現包含發燒、乾咳、倦怠、呼吸急促、肌肉痛、頭痛、喉嚨痛、腹瀉等，而感染SARS-Cov-2變種病毒之病患將會出現嗅覺或味覺喪失或異常。其中約有14%出現嚴重症狀需住院與氧氣治療，5%需加護病房治療[1]。

目前用於預防新冠肺炎的疫苗主要有AstraZeneca（AZ）、Moderna、BioNTech（BNT）等，其有效預防率均達70%以上。新冠疫苗的副作用常見的有接種部位疼痛、紅腫、發燒、頭痛、疲倦等；AZ的嚴重副作用包含血栓、格林—巴利症候群等；BNT與Moderna的嚴重副作用包含心肌炎、顏面神經麻痺等[2]。

山元式新頭針療法（Yamamoto New Scalp Acupuncture, YNSA）由日本的山元敏勝醫師所發表，於西元1973年的大阪良導絡學會首次發表。本方法不同於傳統針灸的穴位，而是採用刺激點（somatotope）。直到2021年為止，YNSA已在日本、歐

洲、美國等地區盛行。YNSA 可以快速緩解疼痛，以及改善神經疾患[3]。本療法含有四個主要的刺激點系統：基本點、感覺點、腦點、Y 點，以及其餘刺激點，如圖 1-3 及表 1[4]。

儘管新冠肺炎有許多中西醫的研究發表，但目前對於運用針灸治療新冠肺炎疫苗導致的後遺症文獻，仍相當少見。根據 Yu 的研究，中國曾運用傳統中醫針灸治療注射科興疫苗後顏面神經麻痺的案例[5]，但目前仍無運用 YNSA 治療新冠肺炎疫苗後遺症的研究。本報告詳細描述了運用 YNSA 治療新冠肺炎疫苗後遺症且痊癒的病例。

■ 病例報告

一、基本資料

姓名：林○○

年齡：28 歲

性別：男

初診日期：2021/9/20

二、主訴

全身顫抖已二個月

三、現病史

28 歲男性，2021/7/20 注射 AZ 疫苗第一劑後，數日後感覺右眼、左側嘴角、額頭、手指等局部肢體抽動、顫抖，以及全身痠痛，病患隨即前往醫院接受檢查。西醫認定疑似為格林—巴利症候群（Guillain-Barré syndrome, GBS）。

四、過去病史

無明顯異常

五、家族史

無家族遺傳疾病

六、實驗室診斷

病患並未提供血液檢查結果

七、中醫四診

望診：面色萎黃、舌淡紅苔薄白，有齒痕

聞診：無明顯異常

問診：病患自覺情緒低落、疲倦、不安

切診：左右脈均弦細

八、診斷

G6189 其他發炎性多發神經病變

九、追蹤診療經過

病患從 2021/9/20 起，總共接受 YNSA 治療六次，診斷方法與刺激點，請參閱表 1。

2021/9/20 治療第一次

主　訴：全身顫抖已二個月

現病史：28 歲男性，2021/7/20 注射 AZ 疫苗第一劑後，數日後感覺右眼、左側嘴角、額頭、手指等局部肢體抽動、顫抖，以及全身痠痛，病患隨即前往醫院接受檢查。西醫認定疑似為格林—巴利症候群（GBS），然而，病患在發病前並無上呼吸道感染、腹瀉的症狀，亦無 GBS 之全身無力、四肢對稱性無力、心搏過速、感覺異常、複

視、顏面神經麻痺、吞嚥困難或呼吸窘迫等症狀,因此並未確診,僅懷疑是發炎性多發神經病變。
治　　療：經過合谷診斷後,採取 A 點治療;接著進行上臂診斷,採取大腦點治療;接著進行頸部診斷,採取腎點、膽囊點治療;接著進行其他刺激點按壓後,採取 C 點、眼點、CN5、CN7 點治療。待診斷全部結束後,留針20 分鐘。刺激點位置,請參閱圖 1-3。

2021/9/24 治療第二次

主　　訴：全身顫抖症狀緩解
現病史：病患自述右眼、左側嘴角、額頭、手指抽動、顫抖、全身痠痛均有改善。
治　　療：採取上述診斷與刺激點下針方式進行。

2021/9/29 治療第三次

主　　訴：全身顫抖症狀緩解
現病史：病患右眼顫抖已消失。左側嘴角、額頭、手指抽動、顫抖改善。
治　　療：採取上述診斷與刺激點下針方式進行。

2021/11/9 治療第四次

主　　訴：全身顫抖症狀緩解
現病史：病患左側嘴角、額頭、手指抽動、顫抖改善,但近期稍有耳鳴。
治　　療：採取上述診斷與刺激點下針方式進行。

2021/11/16 治療第五次

主　訴：全身顫抖症狀緩解

現病史：病患左側嘴角、額頭、手指抽動、顫抖大幅改善，僅偶爾發作，耳鳴減輕。

治　療：採取上述診斷與刺激點下針方式進行。

2021/11/19 治療第六次

主　訴：全身顫抖症狀消失

現病史：病患左側嘴角、額頭、手指抽動、顫抖症狀均已消失，耳鳴亦消失。

治　療：採取上述診斷與刺激點下針方式進行。

結果

病患從 2021/9/20 開始治療，共治療了六次，期間病患症狀迅速恢復。治療至第六次時，所有全身的抽動與顫抖症狀、耳鳴均消失，筆者決定結束針灸治療。

■ 討論

新冠肺炎疫苗的副作用，常見的有接種部位疼痛、紅腫、發燒、頭痛、疲倦；嚴重的副作用則有血栓、心肌炎、格林—巴利症候群等。目前用於預防新冠肺炎的疫苗主要有 AstraZeneca（AZ）、Moderna、BioNTech（BNT）等，其有效預防率均達 70% 以上。然而，根據 Ronald 團隊研究，疫苗的中期不良反應有可能會在接種三年後出現[6]。然而新冠肺炎在世界上的感染情

形仍十分嚴重，為了預防新冠病毒導致的重症，目前世界上的主流疫苗，絕大多數僅通過緊急使用授權（EUA）即開放施打，在臨床上因疫苗副作用就診的病患並不在少數。

以本病例為例，對於嚴重型發炎性多發神經病變，西醫多半採用支持性療法與血漿置換術治療病患；中醫的治療方面，在急性期多採健脾益氣法，處方以補中益氣湯為主[7]；後期則多以祛風為治療方向，如麻黃、白芷、葛根、天花粉、黃芪、吉林參等[8]。

在本病例當中，病患的外顯症狀改善。經過 YNSA 治療後，病患的顏面抽動、顫抖、全身痠痛於治療六次後，症狀均消失。可見 YNSA 對於神經疾患的療效十分顯著。

YNSA 治療神經疾患的機轉，目前仍然不明。即便山元敏勝醫師，亦尚未有相關研究。但根據山元老師於課堂所述，診斷後所觸摸到的 tender point，對應到的 somatotope 宛如開關，只要使用針刺就可以把這個開關關閉掉，進而治療 somatotope 所對應的疾病。筆者認為 YNSA 與傳統醫學中的全息率有高度相關性，但與傳統針灸等其他針灸方法連結，仍需要進一步的研究。

另外，根據筆者經驗，目前新冠肺炎疫苗的接種副作用十分多樣，病患的回饋當中表示，臨床醫師大多對其副作用的機轉並非十分了解。**除此之外，西醫師在進行診斷與治療過程中，大多拒絕判定疾病發生與疫苗注射有直接關聯性，在預防接種受害救濟方面，也有相當的困難。**另外，除了神經病變以外，筆者亦收到聽力減退、耳鳴、梅尼爾氏症等副作用的病患。希望未來可以進行以 YNSA 搭配西醫治療新冠肺炎疫苗後遺症的大型研究。

■ 結論

本病例系列報告為運用 YNSA 治療發炎性多發神經病變的有效案例。若病患於西醫治療後仍有後遺症，可以再嘗試 YNSA 治療，改善病患的生活品質。

■ 參考文獻

1. 衛生福利部疾病管制署。COVID-19疾病介紹。2021/12/20。
2. https://www.cdc.gov.tw/Category/Page/vleOMKqwuEbIMgqaTeXG8A
3. 衛生福利部疾病管制署。COVID-19疫苗簡介。2021/12/20。https://www.cdc.gov.tw/Category/MPage/epjWGimoqASwhAN8X-5Nlw
4. 高資承（2020）。山元式新頭針療法治療耳中風之病例報告。中醫藥研究論叢，23（1），237-244。doi:10.6516/TJTCM.202003_23（1）.0019
5. T. Yamamoto, Th. Schockert.（1998）. Pain effectively treated by scalp acupuncture! https://www.ynsa.net/ynsa-other-languages/ynsa-in-english/
6. Yu, B. Y., Cen, L. S., Chen, T., & Yang, T. H. (2021). Bell's palsy after inactivated COVID-19 vaccination in a patient with history of recurrent Bell's palsy: A case report. World journal of clinical cases, 9(27), 8274-8279.
7. Kostoff, R. N., Briggs, M. B., Porter, A. L., Spandidos, D. A., & Tsatsakis, A. (2020). [Comment] COVID-19 vaccine safety. International journal of molecular medicine, 46(5), 1599-1602.
8. Willison, H. J., Jacobs, B. C., & van Doorn, P. A. (2016). Guillain-Barré syndrome. Lancet (London, England), 388(10045), 717-727.
9. 許堯欽、陳彥行、陳延年（2004）。重度格林—巴利綜合徵的中西醫結合治療病例報告。臺灣中醫醫學雜誌，3（1），51-67。
10. 王文吉，罹急性多發性神經炎瀕死 中西合治救回工程師。2021/12/20。https://www.chinatimes.com/realtimenews/20171108003381—260405?chdtv

■ 圖、表

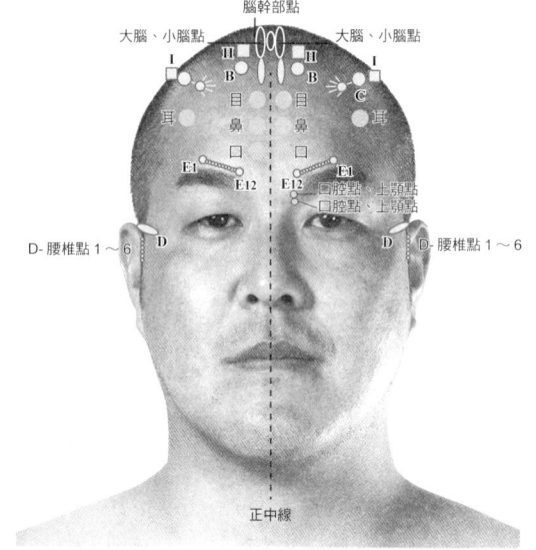

圖1：YNSA之基本點、感覺點、腦點

*圖片出處：《YNSA山元式新頭針療法：真人圖解刺激點施針教科書！》，頁68，晨星出版。

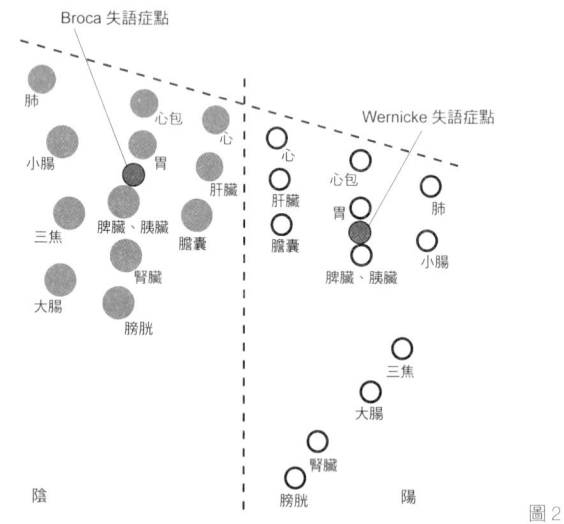

圖2：YNSA之十二神經點

*圖片出處：《YNSA山元式新頭針療法：真人圖解刺激點施針教科書！》，頁79，晨星出版。

附錄　山元式新頭針療法相關論文

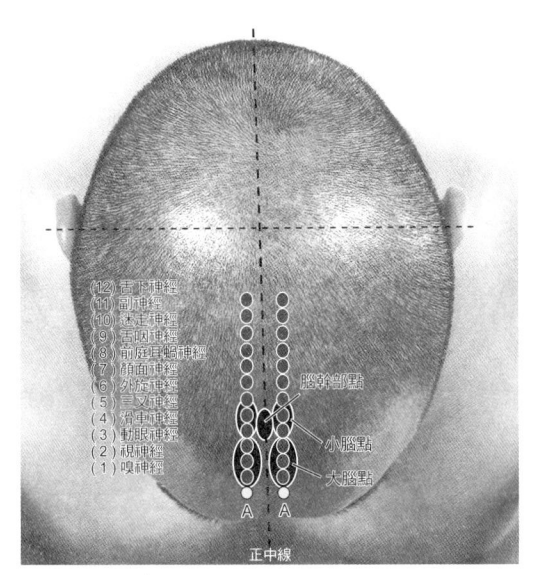

圖3：YNSA之Y點

*圖片出處：《YNSA山元式新頭針療法：真人圖解刺激點施針教科書！》，頁64，晨星出版。

表1：YNSA治療刺激點

YNSA刺激點	位置
合谷診斷	左頸部area（+）
上臂診斷	右大腦（+）
頸部診斷	右膽囊area（+）
基本點	左A點、C點
感覺點	左、右眼點
腦點	右大腦點
腦神經點	左、右CN5, CN7
Y點	右腎點、膽囊點
針刺方法	斜刺15度，深度約1-2mm，刺到帽狀腱膜後停止進針，留針20分鐘。

三、運用山元式新頭針療法治療頭部創傷後嗅覺異常之病歷系列報告

高資承醫師[1]

[1]台灣山元式學會,台北,台灣

前言

嗅覺異常,包括嗅覺喪失、嗅覺減退、嗅覺錯置等。導致嗅覺異常原因包括病毒感染、鼻塞、頭部外傷、腦部腫瘤等。對於病毒感染與鼻塞,西醫可用手術、類固醇治療,傳統中醫則採取針灸或服用中藥治療。然而針對頭部外傷造成的嗅覺異常,尚無標準的治療方式。

山元式新頭針療法(YNSA)於西元1973年由日本山元敏勝所研發,其治療方法是採用身體上的刺激點(somatotope),而非傳統針灸穴位治療。此外,目前對於頭部創傷後嗅覺異常的文獻並不多。因此,本病歷系列報告為運用YNSA來治療嗅覺異常之有效案例。

材料與方法

案例一:C小姐,30歲香港籍女性。2019年因為外傷撞傷頭部。經過西醫使用類固醇治療後症狀無改善。就診時自述嗅覺變淡與嗅覺錯置,鼻腔中有燒焦氣味,聞到的氣味與實際不相符。

案例二 H先生,41歲男性。2022年不慎撞傷顱後,西醫判定

為 SAH。隨後嗅覺與味覺減退。就診時自述嗅覺變淡，味覺僅存酸味與辣味可察覺。

治療

採取 YNSA 之 A 點、鼻點、大腦點、嗅覺神經點、三叉神經點。1 寸針，留針 20 分鐘。

結果

案例一：治療第 6 次時，病患可聞到香水；第 10 次可聞到衣服香精的味道；第 18 次嗅覺錯置改善，鼻腔的燒焦氣味變淡，因病患回國而中止治療。

案例二：治療第 12 次時，病患可聞到蔬菜氣味；第 18 次可嘗到甜味與鹹味；第 24 次可嘗到鮮味；第 32 次可聞到肉味，現持續治療中。

結論

YNSA 對於嗅覺異常有顯著的療效。若西醫與傳統針灸治療後無效，可採取本療法治療。

關鍵詞：Post-Traumatic Anosmia, Olfactory loss, Acupuncture, Yamamoto New Scalp Acupuncture

■ 前言

　　嗅覺異常包括嗅覺喪失（anosmia）、嗅覺減退（hyposmia）、嗅覺過度敏銳（hyperosmia）及嗅覺障礙（dysosmia），以前兩者較為常見[1]。而其中又可以分成傳導性、神經性與外傷性、老化等。傳導性嗅覺異常屬於通往嗅裂的氣流被阻塞所致，感覺神經性嗅覺異常則為嗅覺細胞至嗅覺皮質通路中有受損所致；頭部創傷的病患則是會表現嗅覺喪失或低下。這是因為第一對腦神經（嗅神經）位於篩版的神經終端在頭部創傷時撕裂，而導致嗅覺喪失。傳導性嗅覺異常可經由除去阻塞原因來改善症狀，如內視鏡手術等。但傳導性與頭部外傷的嗅覺異常方面，目前西醫無特別有效的治療方法[2]。

　　山元式新頭針療法（Yamamoto New Scalp Acupuncture, YNSA）由日本的山元敏勝醫師所發表，他發現了一個不同於傳統中醫針灸的系統，並在西元 1973 年的大阪良導絡學會首次發表。本方法不同於傳統針灸的穴位，而採用刺激點，山元醫師稱之為「somatotope」（刺激點）。直到 2018 年為止，YNSA 已在日本、歐洲、美國等地區盛行。

　　YNSA 可以快速緩解骨骼肌肉系統的疼痛[3]，以及神經疾患。本療法含有四個主要的刺激點系統：基本點、感覺點、腦點、Y 點，以及其餘刺激點，如圖 1[4]。

　　有關外傷性的嗅覺異常有些許西醫的研究發表，然而中醫方面，近年絕大多數集中在 COVID-19 導致的嗅覺異常，針對頭部外傷導致嗅覺異常的治療相對少見。筆者曾發表運用 YNSA 治療感覺性嗅覺異常之病例報告，但針對頭部外傷的嗅覺異常，目前

仍無運用 YNSA 治療的病例報告。本病例系列報告為運用 YNSA 治療嗅覺異常，且有症狀改善的案例集。

■ 材料與方法

> 案例一

一、基本資料
　　姓名：陳○○

　　年齡：30 歲

　　性別：女

　　初診日期：2023/3

二、主訴
　　嗅覺異常已四年

三、現病史
　　病患於 2019 年因頭部外傷導致嗅覺減退，經類固醇治療後無改善。

　　症狀：嗅覺減退、嗅覺倒錯、鼻腔中有燒焦氣味。

四、過去病史
　　無明顯異常

五、個人史
　　無明顯異常

六、家族史
　　無明顯異常

七、中醫四診
　　望診：面色紅潤、舌淡紅少苔

聞診：無明顯異常
　　問診：嗅覺減退與倒錯
　　切診：左右脈均弦長

八、診斷

　　R439 嗅覺與味覺障礙

九、追蹤診療經過

　　病患採用刺激點，請參閱表 1；因病患來自海外，每天接受 YNSA 治療，過程請參閱表 2。

案例二

一、基本資料

　　姓名：黃○○
　　年齡：41 歲
　　性別：男
　　初診日期：2022/10

二、主訴

　　嗅覺異常已一年

三、現病史

　　病患於 2022 年因車禍外傷導致顱後蜘蛛網膜下腔出血，隨後嗅覺與味覺減退。

　　目前症狀：嗅覺減退、味覺減退，僅存酸味與辣味。

四、過去病史

　　無明顯異常

五、個人史

無明顯異常

六、家族史

無明顯異常

七、中醫四診

望診:面色蒼白、舌淡紅少苔

聞診:無明顯異常

問診:嗅覺與味覺均減退

切診:左右脈均弦數

八、診斷

R439 嗅覺與味覺障礙

九、追蹤診療經過

病患採用刺激點,請參閱表 1,括號處為案例二多採用之刺激點;病患一週接受 YNSA 治療 1-2 次,過程請參閱表 3。

■ 討論

病因病機

病因方面,屬於風熱鬱肺;病位為鼻;病性方面,嗅覺困難、舌淡紅少苔,脈弦數;病勢方面,發病為感冒病毒所導致嗅覺減退,而症狀顯示病患因感受風邪導致氣機阻滯,進而化熱而使風熱鬱積於肺部,熱灼傷陰導致嗅覺減退。

目前研究指出,嗅覺異常的病患是由慢性鼻炎所導致。而臨床醫師多半注重在治療慢性鼻炎的症狀,以及對行為、營養狀態,以及環境造成的影響[5]。而在流行病學方面,美國的研究指

出，嗅覺問題影響超過 10% 的人口，但對於其危險因子的研究仍然相當稀少[6]。

針對傳導性與神經性之嗅覺異常治療方面，目前的治療方式有：鋅劑、theophylline、minocycline、lipoic acid、維他命、傳統針灸等。但仍然缺乏可靠的證據提供支持[7]。目前有論文發表有關運用嗅覺訓練改善嗅覺異常，Kelly 與其團隊研究指出，嗅覺訓練後，可以有效地提升病患的嗅覺閾值[8]。

針對頭部外傷導致的嗅覺異常方面，Tianhao Huang 團隊採取嗅覺復健，平均獲得賓州大學氣味識別測試（UPSIT）得分 ≥4 的改善[9]；Mette Bratt 團隊採取嗅覺復健，TDI（平均鑑定分數）從 14.1 進步至 20.8[10]。而近年來，不論中西醫針對新冠肺炎引起之嗅覺異常也有許多文獻與治療。

然而，對於頭部外傷導致的嗅覺異常，尚無對於針灸治療嗅覺異常的大型研究案例。

在本病例系列，病患在治療時嗅覺不斷地持續進步。案例一當中，病患治療第六次即可聞到香水氣味；十八次治療中可察覺之氣味增加，嗅覺倒錯與鼻腔異味減輕；案例二修復速度較慢，但治療第十二次後可察覺之氣味濃度與種類也持續增加，味覺亦有修復。

根據筆者治療經驗，傳導性嗅覺異常採取針灸或中藥效果均佳，但嚴重阻塞者建議手術效果比較明顯；感覺性嗅覺異常有效率約 70%，需採取 YNSA 合併傳統針灸與中藥方有顯著療效。然而，頭部外傷性的治療難度較高，有效率 50%。需採取 YNSA 合併傳統針灸與中藥方有療效，**目前尚無痊癒案例**。症狀方面，病患的嗅覺可以改善甚至恢復，但嗅覺倒錯目前僅能減輕其程

度，無法完全消失，這也是嗅覺異常治療之困難。至於味覺異常方面，非老化或藥物引起之症狀，多半有機會改善與恢復，相對較為簡單，有待更進一步的研究。

　　YNSA治療神經疾患的機轉，目前仍然不明。即便山元敏勝醫師，亦尚未有相關研究。但根據山元老師於課堂所述，診斷後所觸摸到的壓痛硬結點，對應到的刺激點宛如開關，只要使用針刺就可以把這個開關關閉掉，進而治療刺激點所對應的疾病。筆者認為YNSA與傳統醫學中的全息率有高度相關性，但與傳統針灸等連結，仍需要近一步的研究。希望未來能夠比較YNSA與傳統中醫針灸或西醫治療下嗅覺異常的療效。

　　研究限制：嗅覺測試非常主觀，且未必每間醫院都願意提供測試。根據筆者經驗，有些醫院的病患須符合一定的病名方可進行；此外，嗅覺測試的種類多元，國內外使用的測試標準不一，題目亦不相同。在案例一當中，嗅覺測試中除了讓病患聞氣味種類之外，還有「氣味存在與否」的測試；然而某些醫院並無此項目。加上某些嗅覺測試當中，須讓病患強制在數種氣味選擇一個，並沒有「聞不到」的選項，病患可能隨機猜對，造成誤判。簡而言之，嗅覺異常之測試非常主觀，研究與比較均困難，因此本研究僅能依賴病患主訴判斷療效，希望下次可以借助統一的嗅覺測試分數判斷結果。

■ 結論

　　本病例為運用YNSA治療嗅覺異常的有效案例集。若病患採取類固醇治療以及傳統中醫針灸治療後無效，可以再嘗試

YNSA 治療。此外，YNSA 早期介入嗅覺異常效果佳，若能與西醫治療並行，有相當大的機率改善。

■ 參考文獻

1. Ying-Ming Lan, Jia-Ming Chen, Jeng-Der Lin. Treatment of Dysosmia : A Case Report. 台灣中醫臨床醫學雜誌 2010：16（2）
2. Taipei Veterans General Hospital.（n.d.）. 臺北榮民總醫院耳鼻喉頭頸醫學部. https://wd.vghtpe.gov.tw/ent/Fpage.action?fid=4406
3. Hemat Allam, and Nagwa Hassan Mohammed: The Role of Scalp Acupuncture for Relieving the Chronic Pain of Degenerative Osteoarthritis: A Pilot Study of Egyptian Women. MEDICAL ACUPUNCTURE Volume 25, Number 3, 2013.
4. T. Yamamoto, Th. Schockert. Pain effectively treated by scalp acupuncture! https://www.ynsa.net/ynsa-other-languages/ynsa-in-english/
5. Kohli, P., Naik, A. N., Harruff, E. E., Nguyen, S. A., Schlosser, R. J., & Soler, Z. M.（2016）. The prevalence of olfactory dysfunction in chronic rhinosinusitis. The Laryngoscope, 127（2）, 309-320.
6. Bhattacharyya N., Kepnes L.J. Contemporary assessment of the prevalence of smell and taste problems in adults. Laryngoscope. 2015;125:1102-1106.
7. Damm M, Pikart LK, Reimann H, Burkert S, Goktas O, Haxel B, et al. Olfactory training is helpful in postinfectious olfactory loss: a randomized, controlled, multicenter study. Laryngoscope. 2014;124（4）:826-831.
8. Pekala, K., Chandra, R. K., & Turner, J. H.（2015）. Efficacy of olfactory training in patients with olfactory loss: a systematic review and meta-analysis. International forum of allergy & rhinology, 6（3）, 299-307.
9. Huang, T., Wei, Y., & Wu, D.（2021）. Effects of olfactory training on posttraumatic olfactory dysfunction: a systematic review and meta-analysis. International forum of allergy & rhinology, 11（7）, 1102-1112. https://doi.org/10.1002/alr.22758
10. Mette Bratt, Kent G. Moen, Ståle Nordgård, Anne-S. Helvik & Toril Skandsen（2020）Treatment of posttraumatic olfactory dysfunction with corticosteroids and olfactory training, Acta Oto-Laryngologica, 140:9, 753-759, DOI: 10.1080/00016489.2020.1767301

附錄　山元式新頭針療法相關論文

■圖、表

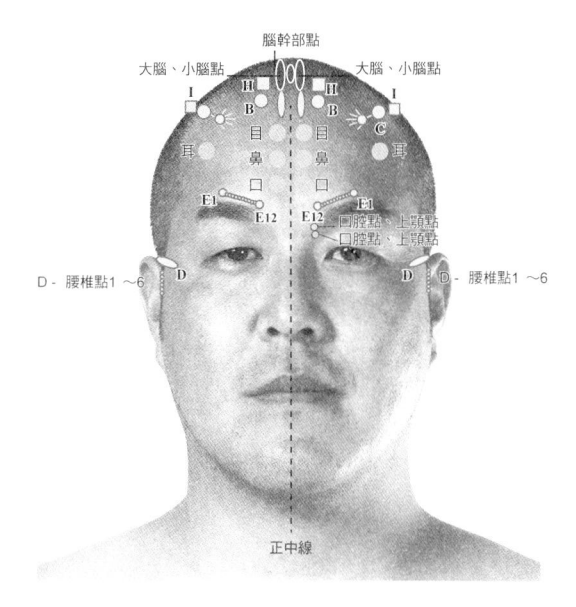

腦幹部點
大腦、小腦點　　　　　　　　大腦、小腦點
I　H　II　I
B　　　B
目　　目
耳　鼻　鼻　耳
口　口
E1　　　E1
E12　E12
口腔點、上顎點
口腔點、上顎點
D - 腰椎點1～6　D　　　D　D - 腰椎點1～6

正中線

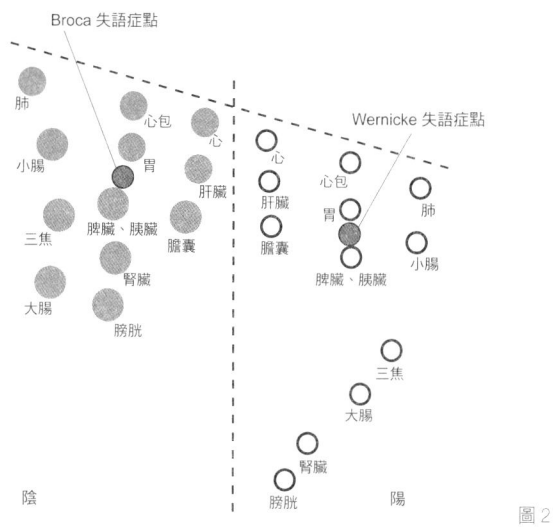

Broca 失語症點

肺　　心包　心
　　　　　　Wernicke 失語症點
小腸　　　胃　　心
　　　　　　肝臟　心包
三焦　　　　肝臟　　　　　　肺
　脾臟、胰臟　膽囊　膽囊
　　　　　　　　　脾臟、胰臟　小腸
大腸　　腎臟
　　膀胱

三焦
大腸

腎臟
陰　　膀胱　陽

圖 2

207

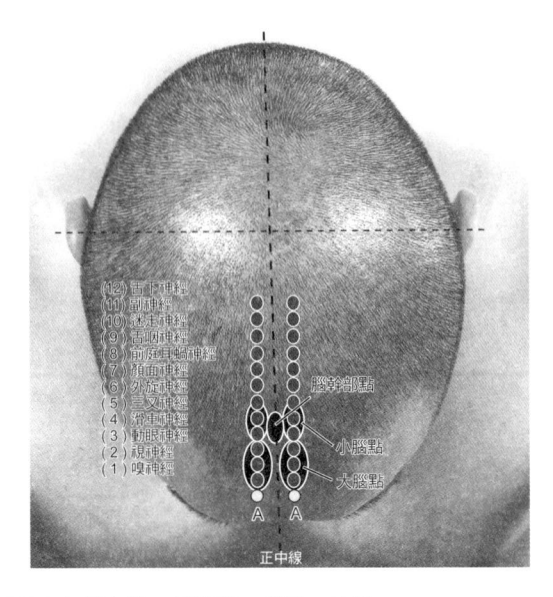

圖1：YNSA 之基本點、感覺點、腦點、Y點

＊圖片出處：《YNSA 山元式新頭針療法：真人圖解刺激點施針教科書！》，頁64、68、79，晨星出版。

表1：YNSA 治療刺激點

YNSA刺激點	位置
基本點	左、右A點
感覺點	左、右鼻點、（口點）
腦點	大腦點、腦幹點
腦神經點	左、右CN1, CN5,（CN7, CN9）
Y點	腎點、胃點、（小腸點、肺點）
其他	J-K 刺激點區
Option	印堂、迎香、上迎香
針具	1寸針，32號（0.25mm, 25mm）
針刺方法	斜刺15度，深度約1-2mm, 刺到帽狀腱膜後停止進針，留針20分鐘
治療療程	病患採取平躺治療，原則上採取12次治療為一療程單位，若痊癒則可以提前終止治療。

附錄　山元式新頭針療法相關論文

表2：案例一治療過程

日期	診斷與治療
2023/3/16 就診前	嗅覺減退合併嗅覺倒錯，鼻腔聞到燒焦氣味。
2023/3/23 治療第6次	嗅覺進步。病患可以聞到香水，但嗅覺倒錯仍在。
2023/4/5 治療第10次	病患可以聞到洗衣精香氣；病患自覺嗅覺倒錯改善。
2023/4/17 治療第18次	嗅覺測試中，「氣味存在與否」的分數進步。嗅覺倒錯改善，鼻腔的燒焦氣味減少。因病患回國而終止治療。

表3：案例二治療過程

日期	診斷與治療
2022/10/25 就診前	嗅覺與味覺減退；病患僅能嘗到酸味與辣味。
2023/4/26 第12次就診	病患自覺嗅覺改善；病患可聞到蔬菜氣味。
2023/5/11 第18次就診	病患自覺嗅覺持續改善，聞到氣味濃度增加；病患可嘗到甜味與鹹味。
2023/5/23 第24次就診	病患自覺聞到氣味種類增加；病患可嘗到鮮味。
2023/6/6 第32次就診	病患可聞到肉味；病患持續接受治療。

四、運用山元式新頭針療法治療格林一巴利症候群之病歷系列報告

■ 前言

格林一巴利症候群（Guillain-Barré syndrome, GBS），是一種急性炎症性脫髓鞘性多發性神經病變（acute inflammatory demyelinating polyradiculoneuropathies, AIDP），乃是由自身免疫系統傷害週邊神經所引起的疾病。GBS發生率為1-2人／每10萬人，男女比2：1。好發於年輕成年人或55歲以上的年長者。約半數以上病人在發病前數日到數周內常有感染史，如上呼吸道感染、帶狀疱疹、流感、水痘等。

GBS的發病快且急，症狀逐漸加重，在7-14天內達到高峰。80%以上的病人會先出現雙下肢無力，接著無力逐漸上升加重，嚴重時甚至會出現四肢癱瘓、呼吸麻痺而危及生命，約30%的病人有後遺症，如肢體無力、萎縮、肌肉酸痛、足下垂；患肢感覺異常，如麻木、蟻走感；部分病患則有有面癱、吞嚥困難、構音障礙等[1]。

西醫治療方面為支持性療法與免疫調節治療。支持性療法包括監控生命徵象、定時評估呼吸肌無力的程度、疼痛緩解及早期復健運動。免疫調節治療包括血漿置換術及靜脈注射免疫球蛋白[2]。

山元式新頭針療法（Yamamoto New Scalp Acupuncture, YNSA）由日本的山元敏勝醫師所發表，他發現了一個不同於傳統中醫針灸的系統，並在西元1973年的大阪良導絡學會首次發

表。本方法不同於傳統針灸的穴位,而採用刺激點,山元醫師稱之為「somatotope」。直到 2019 年為止,YNSA 已在日本、歐洲、美國等地區盛行。YNSA 可以快速緩解骨骼肌肉系統的疼痛,以及神經疾患[3]。本療法含有四個主要的刺激點系統:基本點、感覺點、腦點、Y 點,以及其餘刺激點,如圖 1-2[4]。

儘管格林—巴利症候群有許多中西醫的研究發表,但目前仍無運用 YNSA 治療格林—巴利症候群的文章。本病歷系列報告詳細描述了運用 YNSA 治療格林—巴利症候群,且大幅改善其外顯症狀的案例。

■ 病例報告

病例一

一、基本資料

姓名:林○○

年齡:60 歲

性別:男

初診日期:2018/02/8

二、主訴

格林—巴利症候群已二個月

三、現病史

60 歲男性,2017 年 12 月底感流行性感冒後,突然感覺四肢麻痺,家屬送醫後經西醫診斷為格林—巴利症候群並住院治療,出院二個月後四肢仍麻痺、無力,須依靠輪椅活動。GBS Score=4

四、過去病史

無顯著異常

五、家族史

無家族遺傳疾病

六、中醫四診

望診：面色萎黃、舌紅苔白，有齒痕

聞診：無明顯異常

問診：病患自覺情緒低落、稍有壓力、疲倦

切診：左右脈均弦細

七、診斷

G610 Guillain-Barré 症候群

八、追蹤診療經過

病患從 2018/2/8 起，總共接受 YNSA 治療十二次，如表 1。

治療過程，請參見表 2.

結果

病患從 2018/2/8 開始治療，共治療了十二次，期間病患症狀迅速恢復。治療第九次時，病患已可自行站立與步行，肌肉力量恢復正常，麻痺、疲倦感改善；治療第十二次時，病患自述生活自理均恢復正常，疲倦感消失，有少許麻痺感，此時病患決定結束針灸治療。

病例二

一、基本資料

姓名：陳○○

年齡：52 歲

性別：女

初診日期：2020/01/16

二、主訴

格林─巴利症候群已二個月

三、現病史

52 歲女性，2019/11/29，突然感覺四肢無力，家屬送醫後經西醫診斷為格林─巴利症候群並住院治療，出院後症狀四肢仍麻痺、無力，須依靠輪椅活動。

GBS Score = 4

四、過去病史

僵直性脊椎炎

五、家族史

無家族遺傳疾病

六、中醫四診

望診：面色蒼白、舌淡紅苔薄白

聞診：無明顯異常

問診：病患自覺容易疲倦、肢體無力、麻痺

切診：左脈浮細、右脈弦細

七、診斷

G610 Guillain-Barré 症候群

八、追蹤診療經過

病患從 2019/1/6 起,總共接受 YNSA 治療十四次,如表 3。

治療過程,請參見表 4。

結果

病患從 2018/2/8 開始治療,共治療了十四次,期間病患症狀迅速恢復。治療第六次時,病患已可自行站立與步行;治療第十一次時,四肢無力、步行困難持續緩解、手指已可實行細部動作,足部麻感減緩;治療第十四次時,病患自述生活自理均恢復正常,疲倦感消失,手足麻痺感緩解,下肢改善較明顯,肌肉力量恢復正常,此時病患決定結束針灸治療。

■ 討論

目前格林—巴利症候群的原因仍不明,但多半與感染性疾病相關。流行病學方面,根據歐美統計結果,發病率為 0.8-1.9 人／每十萬人,發病率隨著年齡的增長而增加,80 歲以上長者為 2.7 人／每十萬人 [5]。然而格林—巴利症候群依然有相當的致死率,死亡率則大約為 5-10% [1],即便存活下來,大約 20% 的格林—巴利症候群病患在發病 6 個月後不能獨立行走,大多數病患也有殘留的疼痛和疲勞 [5]。

對於格林—巴利症候群的評估標準,多半採用 Guillain-Barré syndrome(GBS)Disability Score 為標準。其中 0 分為正常值,1 分為稍微有些症狀,2 分為無輔助下步行 5 公尺,3 分為有助下步行 5 公尺,4 分為臥床或輪椅,5 分為需要生命維持儀器,6 分為死亡 [6]。

西醫多半採用支持性療法與血漿置換術治療病患；中醫對格林—巴利症候群的治療方面，在急性期多採健脾益氣法，處方以補中益氣湯為主[7]；後期則多以祛風為治療方向，如麻黃、白芷、葛根、天花粉、黃芪、吉林參等[8]。

在這兩個病例當中，病患的外顯症狀改善。經過YNSA治療後，病患的肌肉力量持續恢復，原本不良於行的狀態，恢復至日常生活可以自理的程度。除此之外，肢體麻木感的部分，也有顯著地改善，然而，根據筆者的治療經驗，YNSA對於格林—巴利症候群造成的肌肉無力的療效較佳，肢體麻木感方面，要完全恢復是十分困難的。

YNSA治療神經疾患的機轉，目前仍然不明。即便山元敏勝醫師，亦尚未有相關研究。但根據山元老師於課堂所述，診斷後所觸摸到的「tender point」，對應到的「somatotope」宛如開關，只要使用針刺就可以把這個開關關閉掉，進而治療「somatotope」所對應的疾病。筆者認為，YNSA與傳統醫學中的全息率有高度相關性，但與傳統針灸等其他針灸方法連結，仍需要進一步的研究。

由於病患均已接受過西醫治療後方來本院就診，因此無法在發病急性期對病患進行YNSA治療，希望未來可以進行於早期以YNSA搭配西醫治療格林—巴利症候群病患，或比較傳統針灸與YNSA間的療效。

■ 結論

本病歷系列報告為運用YNSA治療格林—巴利症候群的有

效案例。若病患於西醫治療後仍有後遺症,可以再嘗試 YNSA 治療。此外,YNSA 可以治療格林—巴利症候群的外顯症狀,若能與復健並行,將能改善病患的生活品質。

■ 參考文獻

1. 黃柏穎,淺談急性炎症性脫髓鞘性多發性神經病變。https://www.kmuh.org.tw/www/kmcj/data/10006/14.htm
2. van Doorn P. A. (2013). Diagnosis, treatment and prognosis of Guillain-Barré syndrome (GBS). Presse medicale (Paris, France : 1983), 42(6 Pt 2), e193-e201.
3. 高資承(2020)。山元式新頭針療法治療耳中風之病例報告。中醫藥研究論叢,23(1),237-244。doi:10.6516/TJTCM.202003_23(1).0019
4. T. Yamamoto, Th. Schockert. Pain effectively treated by scalp acupuncture! https://www.ynsa.net/ynsa-other-languages/ynsa-in-english/
5. Willison, H. J., Jacobs, B. C., & van Doorn, P. A. (2016). Guillain-Barré syndrome. Lancet (London, England), 388(10045), 717-727.
6. Neurological Scales for Ig Assessment。https://www.criteria.blood.gov.au/NeurologicalScales
7. 許堯欽、陳彥行、陳延年(2004)。重度格林—巴利綜合徵的中西醫結合治療病例報告。臺灣中醫醫學雜誌,3(1),51-67。
8. 王文吉,罹急性多發性神經炎瀕死中西合治救回工程師。https://www.chinatimes.com/realtimenews/20171108003381-260405?chdtv

附錄 山元式新頭針療法相關論文

■ 圖、表

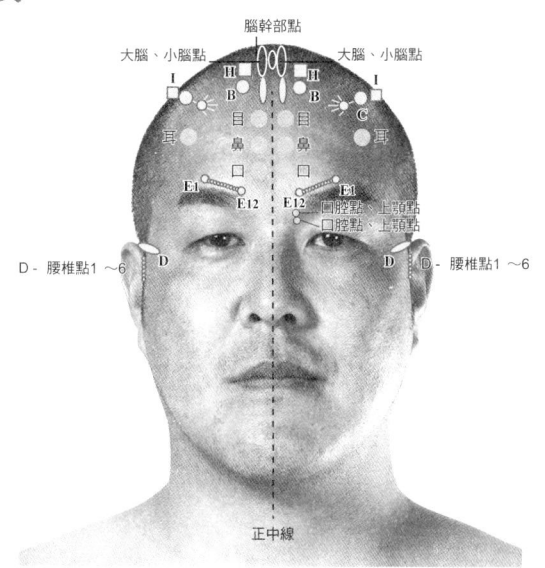

圖1：YNSA 之基本點、感覺點、腦點
＊圖片出處：《YNSA 山元式新頭針療法：真人圖解刺激點施針教科書！》，頁 68，晨星出版。

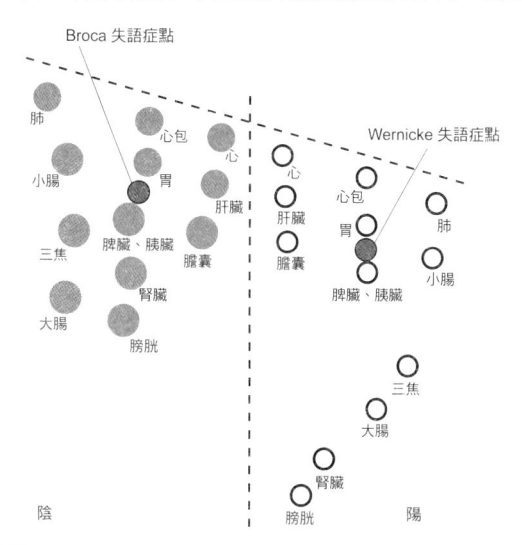

圖2：YNSA 之 Y 點
＊圖片出處：《YNSA 山元式新頭針療法：真人圖解刺激點施針教科書！》，頁 79，晨星出版。

217

表1：案例一 YNSA 治療刺激點

YNSA刺激點	位置
合谷診斷	右頸部area（＋）
上臂診斷	右大腦（＋）、腦幹（＋）
頸部診斷	左腎area（＋）
基本點	右A點
腦點	右大腦點、小腦點；腦幹點
腦神經點	左、右CN8
Y點	左腎點
其他	J-K 刺激點區
針刺方法	斜刺15度，深度約1-2mm，刺到帽狀腱膜後停止進針，留針20分鐘。

表2：案例一治療過程

日期	診斷與治療
2018/2/8 就診前	病患自述四肢無力、麻痺、疲倦，須依賴輪椅移動；GBS Score=4。
2018/4/18 第9次就診	病患已可自行站立與步行，麻痺、疲倦均改善；GBS Score=1。
2018/5/16 第14次就診	病患自述生活自理均恢復正常，疲倦感消失，但仍有少許麻痺感；GBS Score=0。

表 3：案例二 YNSA 治療刺激點

診斷／刺激點	部位
合谷診斷	左、右頸部area（＋）
上臂診斷	左、右大腦（＋）、腦幹（＋）
頸部診斷	右腎area（＋）
基本點	左、右A點
腦點	左、右大腦點；腦幹點
腦神經點	左、右CN8
Y點	右腎點
其他	J-K刺激點區、I刺激點區
針刺方法	斜刺15度，深度約1-2mm，刺到帽狀腱膜後停止進針，留針20分鐘。

表 4：案例二治療過程

日期	診斷與治療
2020/1/16 第1次就診	病患自述四肢無力、步行困難、手足有麻感；GBS Score=4。
2020/2/7 第6次就診	病患自述四肢無力、步行困難緩解、手足有麻感持平；GBS Score=4。
2020/2/17 第11次就診	病患自述四肢無力、步行困難持續緩解、手指已可實行細部動作、足部麻感減緩；GBS Score=2。
2020/3/3 第14次就診	四肢無力、步行困難恢復近乎正常、手足麻感緩解，以足部減緩較多；GBS Score=1。

五、The role of Yamamoto New Scalp Acupuncture as an independent treatment of sudden sensorineural hearing loss: A Case Report Dr. TzuChen Kao

Tzu-Chen Kao[1234], MD, MBA Che-Ming Yang, MD, PhD[5]

1. Yi-Xin-Tang Chinese Medical Clinic
2. Master Degree, Graduate of Health Care Administration, Taipei Medical University, Taipei, Taiwan
3. Tzu-Chen, Kao, MD. 106 2F, No.267, XinYi Road, Daan District, Taipei, Taiwan. Yi-Xin-Tang Chinese Medical Clinic
4. Corresponding author
5. Che-Ming Yang, MD, PhD. 110 No.250, Wuxing Street, Xinyi District, Taipei, Taiwan. Taipei Medical University, Graduate of Health Care Administration
E—mail: fd053193@hotmail.com Tel: +886983754060 Fax: +886227840030

Key words: Acupuncture, Complementary medicine, Otolaryngology

■ INTRODUCTION

Sudden sensorineural hearing loss (SSHL) is a disease with an annual incidence of 5 to 20 people per 100,000 people and is defined as a rapid hearing loss of at least 3 consecutive test frequencies in 3 days or less > 30dB (Shemirani et al. 2009). Yamamoto New Scalp Acupuncture (YNSA) was invented by Japanese doctor Toshikatsu Yamamoto as an independent acupuncture system. This system is based on somatotope rather than traditional Chinese acupuncture. YNSA is now widely known in Japan, Europe and the United States.

YNSA can quickly relieve pain in the locomotors system (Hemat et al. 2013) and neurological diseases. The therapy consists of 4 major sections (Figure 1).

There are many methods of treating SSHL:
1. Steroid therapy.
2. Early hyperbaric oxygenation therapy.
3. Traditional Chinese medicine acupuncture.

Although many studies have been conducted on the above three therapies for the treatment of SSHL, YNSA as the main therapy of SSHL has not been conducted. We would like to report the successful application of YNSA in an elderly patient with acute SSHL.

■ METHODS

The patient was a 28-year-old female and white-collar worker. Her symptoms started as left ear tinnitus and sudden monocular hearing loss. She had no symptoms of dizziness, vomiting, nausea and fatigue. After she went to the otolaryngology clinic near his home, the doctor diagnosed SSHL. She refused steroid treatment and hyperbaric oxygen therapy.

This case report is approved by Taipei Medical University - Joint Institutional Review Board. And the case number is N201907063.

She was confirmed to have hearing loss through the pure tone audiometry (PTA). Her average hearing level was 78 dB when first diagnosed (Figure 2). Then she came to us to receive the YNSA treatment. YNSA was applied to the following acupuncture somatotopes:

Basic points: A points.
Sensory point: ear points.
Brain point: cerebrum point
Y point: kidney point
Each treatment session lasted 20 min.

The patient received two sessions of treatment per week. After the second treatment, the patient's hearing had improved significantly. She reported that she can hear high frequent voice. After the third treatment, the symptoms of tinnitus have improved. Moreover, her hearing ability has been greatly improved from 78dB to 45dB. After the fourth treatment, the patient received another PTA. Her average hearing level had improved to 13 dB at that time around 2 weeks after the onset of the disease (Figure 2). The otolaryngologist declared that she had fully recovered.

■ DISCUSSION

The causes of SSHL in the pediatric population are still not well understood. The cause is often not determined and is considered viral or idiopathic. Those with hearing loss for more than 2 to 3 months may experience permanent hearing loss.

Oral corticosteroids are the most commonly used treatment for SSHL, although it does not always work and there is currently little supporting evidence (Schreiber et al. 2010).

According to previous studies, acupuncture can also improve the hearing of late period SSHL. Yin and colleagues reported 17 cases of SSHL, who had gone through 3 weeks of conventional treatment and failed. After about 70 days of acupuncture treatment, 8 of them had hearing improvement of more than 20 decibels (Yin et al. 2010).

Chinese medicine acupuncture can indeed improve the symptoms of hearing loss. Unfortunately, there is no research on YNSA treatment of SSHL. It is therefore interesting to learn if the treatment of SSHL by somatotopes is effective.

In our case, the patient received YNSA treatment 4 times, and her PTA showed a hearing improvement of 65 dbs. This improvement is superior to previous studies. Comparing the efficacy of YNSA with Chinese acupuncture in the treatment of acute and chronic phases of SSHL reveals considerable significance.

Due to the limitation, we are equipped with PTA and there is no otolaryngologist to provide assistance. Further clinical trials are warranted to gain more insight in this area.

■ CONCLUSION

This SSHL case responded well to YNSA. For those not responding to conventional medical treatment or traditional Chinese acupuncture, it may be worthwhile to try YNSA. Further clinical trials are needed to demonstrate the efficacy of YNSA in treating patients with SSHL.

■ REFERENCES

1. Shemirani NL, Schmidt M, Friedland DR. Sudden sensorineural hearing loss: an evaluation of treatment and management approaches by referring physicians. *Otolaryngol Head Neck Surg 2009;1401:86-91*
2. Hemat Allam, and Nagwa Hassan Mohammed: The Role of Scalp Acupuncture for Relieving the Chronic Pain of Degenerative Osteoarthritis: A Pilot Study of Egyptian Women. *MEDICAL ACUPUNCTURE Volume 25, Number 3, 2013.*
3. Schreiber BE, Agrup C, Haskard DO, Luxon LM: Sudden sensorineural hearing loss. *Lancet 2010; 375: 1203-1211.*
4. Yin CS, Park HJ, Nam HJ: Acupuncture for refractory cases of sudden sensorineural hearing loss. *J Altern Complement Med 2010;16:973-978.*

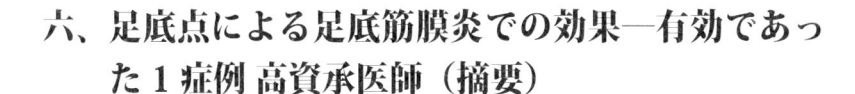

六、足底点による足底筋膜炎での効果―有効であった1症例 高資承医師（摘要）

台湾・医心堂中医クリニック　高資承　院長
キーワード：足底筋膜炎、山元式新頭針療法、YNSA

【目的】

　　足底筋膜炎とは、足の指の付け根からかかとまで、足の裏の足底筋膜に炎症が起き、小さな断裂を起こして痛みをもたらす病気。多くはかかとの骨の前あたりに痛みが起こる。

　　足底筋膜炎の治療方法：西洋医学において非ステロイド性抗炎症薬、体外衝撃波疼痛治療など、中医学においては中国式鍼灸、又は漢方薬。

　　治療に関する論文は既存するが、YNSAでの報告は殆ど見られず。本報告では、YNSAの足底点により足底筋膜炎を完治した症例を述べる。

【症例】

　　54才女性。会社員。X年4月、起床と同時に突然両足の足底に痛みを感じる。歩くと痛みは少々治まったものの長時間歩いた結果痛みが戻る。既往歴に踵骨棘。翌日、当病患は当中医クリニックに来院、両足の足底の痛みを訴えており腫れも確認できた。Numeric Rating Scale（NRS）は8。

【治療】

　YNSA による足底筋膜炎の治療の一環として痛みを止めるため、以下のような手順で行った。

　右合谷

　首診：右腎臓

　上腕診：右腰椎、大脳

　腹診：診察せず

　基本点：右D点

　感覚点：鍼灸せず

　脳点：右大脳点

　脳神経点：鍼灸せず

　Y点：右腎点

　その他：左、右足背点、左、右足底点

　当中医クリニックにて 12 回の治療を経て、痛みが消失した。NRS は 8 から 0 まで、最終的には足底筋膜炎の完治。

【考察】

　当病患は以前、踵骨棘に罹っており頻繁に足底の痛みを感じていた。前回罹患した際は、非ステロイド性抗炎症薬や中国式鍼灸治療を受け、痛みが軽減したもののこの度再発に至る。筆者ははじめに腎点、D点、大脳点を鍼灸。すぐに効果が表れ痛みが軽減したが改善の余地が多大にあった。引き続き足背点、足底点を鍼灸した結果、すべての痛みが緩和された。西洋医学だけでなく中医学においても足底筋膜炎は繰り返しやすい

など完治することは難しいとされるが、YNSAでは2ヶ月以内に完治することができた。

【結語】
　当病患にとってYNSAは足底筋膜炎に有効であったことが判明。今後もYNSAによる治療データを分析し、有効事例を活用していく。

國家圖書館出版品預行編目資料

山元式新頭針：刺激點施針速效治療/台灣山元式學會理監事群合著. -- 初版. -- 臺中市：晨星出版有限公司, 2025.02
面；公分.——（健康百科；75）

ISBN 978-626-420-044-8（平裝）

1.CST: 針灸

413.91　　　　　　　　　　　　　　　　　　113020486

健康百科 75

山元式新頭針
——刺激點施針速效治療

可至線上填回函！

作者	台灣山元式學會理監事：高資承、魏子軒、黃冠瑋、陳玠維、陳玠廷
主編	莊雅琦
執行編輯	洪　絹
校對	洪　絹、高資承
網路編輯	林宛靜
封面設計	王大可
美術編排	曾麗香
創辦人	陳銘民
發行所	晨星出版有限公司 407台中市西屯區工業30路1號1樓 TEL：04-23595820　FAX：04-23550581 E-mail：service-taipei@morningstar.com.tw http://star.morningstar.com.tw 行政院新聞局局版台業字第2500號
法律顧問	陳思成律師
初版	西元2025年02月01日
讀者服務專線	TEL：02-23672044／04-23595819#230
讀者傳真專線	FAX：02-23635741／04-23595493
讀者專用信箱	service@morningstar.com.tw
網路書店	http://www.morningstar.com.tw
郵政劃撥	15060393（知己圖書股份有限公司）
印刷	上好印刷股份有限公司

定價 400 元
ISBN　978-626-420-044-8

（缺頁或破損的書，請寄回更換）
版權所有，翻印必究